安全という幻想

エイズ騒動から学ぶ

AIDS

郡司篤晃

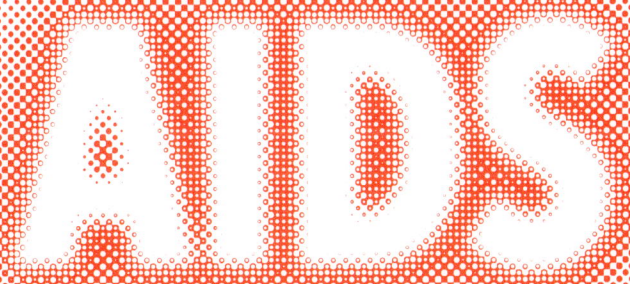

聖学院大学出版会

安全という幻想

エイズ騒動から学ぶ

はじめに

私たちの社会の安全は常に脅かされている。しかし、とりあえず今日、明日は大丈夫だろうと思って生きている。

地球が温暖化すれば海水温が上がる。蒸発する水の量が増える。蒸発した水は必ず地表に戻ってくるから、観測始まって以来の豪雨となり、台風は激甚化する。大洪水が起こり、土砂災害が起こっているのは日本だけではない。

日本はこの二〇年の間に二度も大きな震災を経験した。阪神・淡路大震災では六四三四人の人が亡くなった。東日本大震災の津波では二万人もの人が犠牲になった。スマトラ沖地震の犠牲者は二三万人であった。桁違いである。南海トラフ巨大地震では三三万人が犠牲になるだろうという。時間軸を、人生の時間軸ではなく、地球の時間軸で考えたら、南海トラフ地震や首都直下地震の起こる確率は非常に高くなる。

火山の爆発や地震の発生はある程度「予知」ができるようになるかもしれないが、「予防」することはできない。我々にできることは、過去の災害からできるだけ多くを学び取り、犠牲や混乱を減らすことだけである。

過去、人類は生物の世界からも絶えずチャレンジを受けてきた。一九一七年から猛威を振るったインフルエンザ、いわゆる「スペイン風邪」では、世界で六億人の人々が感染し、二〇〇〇万人もの人が亡くなった。この数は第一次世界大戦の死者の数をはるかに上回る。日本でも人口の半数が感染し、およそ四〇万人が亡くなった。

世界の歴史をひもとけば、人類は生物の世界からの大きな脅威にさらされながら生きてきた。[1] 中世時代、ヨーロッパでは黒死病と呼ばれて恐れられていたペストで、人口の半分を失った。大航海時代、ヨーロッパ人がアメリカ大陸やオーストラリア大陸、太平洋の島々にはしかや結核などを持ち込んで、多くの命を奪った。これらの地域では、はしかで人口が激減した。はしかは感染力がきわめて強くて世界中の子供が誰でも罹るが、今では命を落とすことはまずない。しかし、全く免疫がない人が感染したら、その死亡率はなんと六〇パーセントにもなったからである。

インフルエンザにはワクチンがあるから大丈夫じゃないか、と思う人がいるかもしれないが、インフルエンザのワクチンは、過去のデータから来年はどんな種類のウイルスが流行するかを予

1　Dubos, R., *Mirage of Health*, Harper & Row, 1959. ルネ・デュボス著、田多井吉之介訳『健康という幻想』紀伊國屋書店、一九六四年。新装版が同書店から出ている。健康に関心のある人にはぜひ一読を勧めたいこの世界の古典である。

想して製造される。実際に流行してからそのウイルスのワクチンを製造するのでは間に合わないからである。だから、予想が当たることもあれば外れることもある。当たれば効くし、大きく外れれば効かない。だから、突然現れる未知の感染症の流行はワクチンでは防げない。また鳥インフルエンザがいつヒトに対する感染力を持つようになるかが心配されている。鳥インフルエンザのように感染力が強いウイルスの場合には鶏舎で飼育しているニワトリの間ではあっという間に広がり大量死する。人間も集団で生活している典型的な動物だから集団感染には敏感である。

最近は、エボラ出血熱やデング熱の流行が広がるのではないかと心配された。エボラ出血熱は、特効薬はまだできていないが、はるかに対処しやすい。なぜかといえば、感染すると七日ほどで症状が出るので感染者と接触者を把握しやすい。だから隔離することが有効である。しかし、未知の感染症の予防はできない。

エイズは人類がその歴史上で初めて経験するきわめて特殊なウイルスの感染症だった。(2) そのウイルスが厄介だったのは、ヒトに感染しても一〇年もの期間細胞の中にひっそり潜伏していて症状を出さない。だから、エイズが話題になり始めた時にはすでに感染は世界中に広がっていたのである。当初はアメリカの男性同性愛者の病気かと思っていたら、血友病患者に福音だとして喜ばれていた濃縮製剤でも感染する心配が出てきた。しかし、その製剤が危ないのではないかと思われた時にはすでに世界中の血友病の人々に感染が広がっていた。幸い、B型肝炎対策のために加熱処理をした製剤が使われるようになったので、エイズの感染の広がりもそれでほとんど止まったが、それまでの間に世界中の多くの血友病患者が感染してしまった。

なぜ日本の血友病患者にまで感染が広がったのか。それはきわめて複雑な事情があった。アメリカの大都市を中心としたポストモダンの性文化の変化、医療の特殊性、医療・薬事制度、世界の貿易制度など、多様な要因が絡んでいた。

人類は先端科学技術を駆使してその病原体を突き止め、治療法の開発に取り組んだ。そして現在では、その治療は大きな進歩を遂げた。しかし、被害を受けた世界の国々の血友病の患者や家族は救済を求めた。その解決策もまたそれぞれの国の事情や考え方で大きく異なった。日本では、エイズはいわゆる「薬害」とされ、大きな社会問題となった。しかし、個人の責任追及に走りすぎて、なぜそのようなことが起こったのかという大事な構造的な議論に蓋（ふた）をしてしまった。日本独特の現象だった。

そのため、日本としてのきちんとしたリビューさえ行われてこなかった。我々はこのエイズの

2　レトロウイルスという。その説明は五四ページを参照。

悲劇からいったい何を学んだのだろうか？　何も学んでいなければ同様のことはまた起こる。

現代医学の進歩のおかげで、エイズの病原体の発見からほぼ二〇年で診断・治療法が開発され、エイズはもはや死の病ではなくなった。パートナーへの感染も予防できるようになった。エイズ問題とは何だったのか、日本でもやっと冷静に再考できるようになったのではないだろうか。

私はエイズが日本へ侵入した当初の時期に、厚生省（現・厚生労働省）の薬務局生物製剤課の課長として国の重要な意思決定に深く関与してきた。また、厚生省から東京大学に教員として戻ってからは、医療政策を研究テーマにしてきた。

血友病患者が救済を求めた民事裁判の和解が近づいたころ、大学の定年を迎えようとしていた。世の中が患者に対する同情一色になる中で、私もいろいろなバッシングの対象となった。私としてはできる限りの努力はしたつもりだが、発言を控えてきた。感染した人々の無念さを思うと、私の反論のようなことは誰も聞きたくないだろうと思ったし、また感染した人々ができるだけ補償されるようにと願って、被害者の不利になるような発言は避けたいと思ったからである。しかし、様々な言説が飛び交う中で、重大な間違いもあり、もどかしさを感じてきた。また、いろいろなバッシングを受けながら、日本社会の危うさや病理を実感してきた。

あれだけの悲劇を経験したのだから、私としては、日本においてもいつか問題の全容について客観的にリビューが行われることを期待していた。しかし、残念ながら日本ではそれは行われることはなかった。私の命も先が短くなったので、そのきっかけづくりだけでもしたいと思い、本書を書く決心をした。

したがって、本書の目的は、なぜ日本の血友病患者に感染が広がったのか、その真実と全体像を明らかにすること、そしてこのような悲劇を繰り返さないための提言をすることである。

提言の部分は、医療の本質を理解することが前提になり、また医療制度論になるので、私の筆力の不足でやや難解になっているかもしれない。しかし、医療は命にかかわる発展途上にある技術、つまり不完全な技術ではあるが、我々の社会はそれを上手に使っていかなければならない。医療従事者と患者は対峙的な関係ではなく、協働してより良い仕組みをつくっていかなければならない。そのための提案であるので、ご寛容をお願いしたい。

本書は、できるだけ多くの人々に読んでいただきたいと思ったので、厳密性はある程度犠牲にして、問題の全容や大筋をはっきり書きたいと思った。

また、本書はauto-ethnograpy[3]（オートエスノグラフィー）という最近の社会学の方法論の発

3 auto-ethnographyについては、Jones, S. H., Adams, T. E. and Ellis, C.(ed.), ***Handbook of Autoethno-graphy***, Left Coast Press, 2013.

展に触発されて、ナラティブの形式をとっている。政策的な意思決定にかかわった当事者の語りである。そのほうが複雑な状況、不確実な情報のもとでの意思決定の経過をよく表すことができるし、何よりも複雑なプロセスがわかりやすくなると考えたからである。

本書の構造は以下のようである。

第一章では、なぜエイズが日本に侵入し、なぜ主に血友病患者が感染したか、その背景と、当時厚生省の担当課長職にあった私がどう考え、どのように決断したかを述べる。

第二章では、私が他の課に異動になってから後の一年間は、エイズウイルスの研究では大きな進歩を遂げた時期である。日本では、たまたま安部英(たけし)医師の刑事裁判でその時期の研究の進歩や関係者の考えなどが詳細に明らかにされたので、その内容をまとめた。

第三章は、民事訴訟が終盤を迎えてエイズは大きな社会問題となり、私の身の回りにもいろいろなことが起こった。また、多くのことが報道されてきたが、それらの中には問題の理解に誤解を与えるような大きな間違いもあった。当事者ならわかりきったことなので、ぜひ訂正しておきたいことなどをまとめた。

第四章は、エイズの問題に他の国々ではどのように対応したのか、他国と比較しての日本の特徴について記した。また、その後、日本ではどのような対策が進められたのか、概略をまとめた。

第五章は、血液事業にとどまらず、今後の医療と社会の摩擦をどうしたら回避できるか、広い意味での医療の安全と質の向上についての考察と提言である。また、いわば日本の民主主義社会の強靭化などについて私見を述べた。

第六章に、「思うこと」として、関連して日頃考えていることを述べた。

目次

第一章

エイズの侵入と初期対応

生物製剤課へ

一九八二年の八月、冷房のついていないブルーバードのバンに、引っ越しの最後のがらくたを詰めて、妻と子供たち三人とミニダックスのベスを乗せ、鹿児島市明和町の官舎を出発して、宮崎港に向かった。鹿児島県の衛生部長だった私が、厚生省の薬務局の生物製剤課長に任命されたからである。

生物製剤課長と聞いて、多くの人に「大変なところに行くね」、「あそこは『丸山ワクチン』で大変だよ」と同情された。丸山ワクチンは、がんの免疫療法を目的として、日本医科大学の皮膚科の丸山千里教授によって開発された。当時、がんの特効薬として有効だという噂(うわさ)が広がったため、早急に製造承認をするように陳情運動が広がっていたのである。

役所の中には「三か月専門家」という言葉がある。先輩から、「異動で部署が変わったら、三か月間は必死に勉強しろ。三か月たったら、なんでも知っているような顔をしろ」と教えられた。私も、初めての課長職だったので、一生懸命に勉強した。

生物製剤課の所管事項は、①ワクチン、②血液製剤、③抗生物質だった。つまり、化学的に合成して製造する薬品ではなく、生物を使って作る薬品で、いろいろと厄介な特徴があった。

生物製剤は純化できないところに特徴がある。無機物だったら結晶にすれば純度を上げることができるのだが、例えばワクチンや血液製剤のように、主成分がタンパク質の場合には結晶化して取り出すことが難しく、無理に純化すれば肝心の効力を失ってしまう。だから、生物製剤の品質管理は、それを「製造する工程」を決めている。[4] つまり、「このようにして作れば、一定の品質のものができるはずだ」ということである。だから、最初から、いろいろな夾雑物が混ざっているという前提なのである。加熱という方法は殺菌のための常套手段だが、生物製剤では効果を失わせるので使いづらい。そのため、ヒトの血液で作る血液製剤にはウイルスなどが混ざっていれば感染を引き起こす危険があることはわかっていた。

丸山ワクチン

就任してみると、丸山ワクチンは確かに社会問題化していた。製造承認が取れていないのに、有効なのだから「なんとか使えるようにせよ」という声が強かった。政治家にも働きかけが行われ、課長は国会に呼び出されて、「なぜ製造を承認しないのか、早くせよ！」と、ほとんど吊る

4　これを「生物製剤基準」という。それに対して、一般の薬剤は「日本薬局方」で製品の検査方法が決められている。

し上げのような状態だった。新任の課長となった私も、早速議員会館での集会に呼び出され、否が応でも優先的に対応せざるをえなかった。

しかし、このワクチンについてよく調べてみると、いろいろと疑問がわいてきた。腐敗防止の成分はたくさん入ってはいたが、有効成分とされる結核菌膜の抽出成分の濃度があまりにも低すぎる。主成分はホルモン剤でも効果が出るかと疑われるほど低い濃度だった。これで、本当に有効なのか、と疑問に思った。当時、抗がん剤の副作用はひどいものだったので、もしかしたら、それを止めたために良くなったように見えたという可能性があった。

私は丸山教授に直接会って話を聞くために日本医科大学の先生の研究室を訪ねた。先生は白衣を着ておられ、白髪の紳士だった。

誰もいない教授の研究室で、一枚の胸部のレントゲン写真を見せていただいた。がん腫と思われる影が肺全体に広がっていたが、ワクチンの投与後だという二枚目の写真ではそれらの影は確かにすっかり消えていた。

しかし、たった一例では有効性を証明するには十分ではないので、ぜひ例数を集めて統計学的なデータを用意して製造承認の申請をしてくださいとお願いして、統計学者も紹介した。それっきり、騒ぎは収まってしまった。

血液事業

三か月の猛勉強の結果わかったことは、この課で問題なのはワクチンより血液行政だということだった。

献血の推進は、血液事業の中でも重要なことだった。毎年、その年の若い人気タレントやスポーツのヒーローなどにポスターのキャラクターになってもらって、「血液が足りませんから献血してください」とキャンペーンを行っていた。献血車を高校の校門あたりに止めて、献血を呼びかけたりしていた。しかし、驚いたことに、東京都で献血された血液の赤血球の半分近くが廃棄されていたのだ。

これは医療現場の変化によって必然的に起こったことだった。つまり、ヒトの血液には血球や血漿(けっしょう)がほぼ一定の割合で含まれているが、医療施設からの要求はその血漿部分に偏ってきていたのである。消化器の外科手術の後などで、血漿を輸血すると回復が早いとして、たくさんの血漿が使われた。血球部分はいらない、血漿だけを輸血したいというのである。日本赤十字社は血漿に対する需要にこたえなければならない。だから献血を増やさなければならなかった。そして、その要求にこたえようとすれば、血球の部分は余ってしまうので、捨てざるをえなかったのである。

この状態を解決するためには、諸外国ではかなり前から血漿だけを献血してもらう「成分献血」が行われていた。日本でもできるだけ早く、これを始めなければならなかった。血漿だけの献血のほうが、採血には時間がかかるが、献血者の体への負担は軽い。ところが、日本では、その採血のための基準作りが遅れていたのである。

「吸血鬼」日本

血液を遠心分離などの「物理的な方法」で分離した製剤を「成分製剤」という。例えば、赤血球製剤、新鮮凍結血漿などがある。血漿にはたくさんの成分が含まれているが、そこから先は遠心分離などの物理的な方法ではそれらを分離できないので、冷たいアルコールなどの薬剤を使って「化学的な方法」で「そっと」分離する。これを「分画」という。そのような方法で分画した製剤を「分画製剤」という。

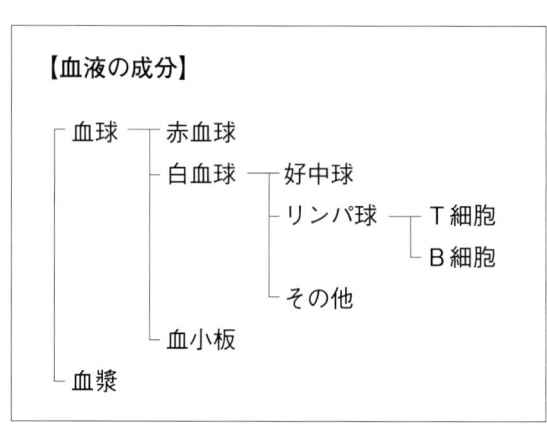

【血液の成分】

- 血球
  - 赤血球
  - 白血球
    - 好中球
    - リンパ球
      - T細胞
      - B細胞
    - その他
  - 血小板
- 血漿

アルブミンや血友病の治療のための第Ⅷ因子や第Ⅸ因子などの因子製剤もこのようにして分画された製剤である。

アルブミンは血漿の中に含まれ、栄養や血液の浸透圧を支える基本的なタンパク質である。私が課長になった当時、アルブミンという分画製剤の消費量が急速に伸びていた。さらに驚いたことには、アルブミンの消費量を、もとの血漿量に換算してみると、何度計算してみても膨大な量だった。なんと、世界中の採血量の三〇パーセント以上を日本一国で消費しており、さらにその消費量が年に三〇パーセントもの割合で伸びていたのである。この率で伸びていったら三年で二倍以上になる。このままでは、日本はまさに世界の吸血鬼と批判されることは間違いないという状態だった[5]。

アルブミンは一本が数万円と高価だった。当然、医療施設に入る薬価差益も大きい。また、がんの末期などにも投与されれば一時的には状態が改善するので、盛んに売り込まれ、大量に使われるようになっていたのである。

5　しかし、幸いと言うべきか、その大部分は、途上国からではなく、アメリカからの輸入であった。

【血液製剤】
全血
成分製剤：物理的に分離した製剤（濃厚赤血球、新鮮凍結血漿など）
分画製剤：化学的に分離した製剤（アルブミン、グロブリン、第Ⅷ因子、第Ⅸ因子製剤など）

世界中の国々は、自国の血友病患者の治療ために必要な第Ⅷ因子を確保することを目標に、それぞれ懸命に献血活動を推進していた。しかし日本では、その因子を含んでいる血漿から因子を取り出すこともせず、新鮮凍結血漿として病院に提供され、すべて消費してしまっていたのである。その結果、血友病の治療に必要な因子製剤はその使用量の九五パーセントが、製剤または原料血漿として[6]、ほとんどアメリカから輸入されていたのである。この状態は、名指しはされなかったが、国際学会からも非難されていた。

世界の合意事項――例外はアメリカと日本

第二次世界大戦後、日本に血液の供給システムがないことから、ＧＨＱはアメリカと同様の民間の血液銀行をつくるように指示した。したがって、日本における血液供給の仕組みは民間の血液銀行、つまり売血（有償採血と言われていた）から出発した。それを定めた法律が「採血及び供血あっせん業取締法」（一九五六年）で、この法律の目的は、売血者の健康を守ることで、一回の採血量や頻度などを定めていた。

日本の血液は想像以上に質が悪かった。輸血をするとしばしば肝炎になった。[7] そのため肝炎になると黄疸（おうだん）で全身が黄色くなることから、「黄色い血」と呼ばれていたのである。

東京オリンピックの開催も迫った一九六四年三月、当時のアメリカ大使であったE・O・ライシャワー氏が暴漢に襲われ緊急輸血が必要とされ、民間の血液銀行から提供された血液の輸血を受けて肝炎になった。大使はその後長年にわたって闘病され、結局それがもとで亡くなられた。

この事件をきっかけとして、政府は血液事業の早急な見直しを迫られた。そのため、「採血及び供血あっせん業取締法」の改正をしないまま、同年の八月、閣議決定で、血液の供給は献血で

6　血液から血球成分を除いた血漿を凍結したもの。

7　後日、肝炎にはB型肝炎ウイルスが同定された。しかし、B型以外にも、肝炎があることはわかっていて、AでもBでもないという意味で、非A非B（non-A non-B）などと呼ばれていた。これは、後になってC型であることがわかる。

行うべきこと、そしてその事業は日本赤十字社が独占的に行うべきことを決定した。立法措置は取られなかったので、同法に基づく売血は存続した。そして、ミドリ十字など血液製剤企業はアメリカにならって、売血によってより付加価値の高い血漿分画製剤へ方向転換を図っていた。

早急な対応を迫られての閣議決定に続いて、我が国としての血液事業のあり方を検討するために、厚生大臣の諮問機関である「血液問題検討会」が招集され、一九七五年に、答申案が提出された。この内容は、次に述べるように、同年に決議されたＷＨＯの勧告に沿ったものであった。また、血液には安全確保など諸々の課題があるので、国立の血液研究所を設置せよという内容であった。しかし、当時の財政状況から、研究所の設立は実現しなかった。その代わり、血液事業に対するかなり大型の研究費が認められた。

その答申はまた、血漿分画製剤については、「現在は製薬企業によって製造されているが、将来需要が高まる可能性があるので、財団法人のようなものをつくって対処すべきである」と、きわめて楽観的な見解を述べるにとどまった。

アメリカの営利企業

一九七五年、ＷＨＯ総会はヒトの血液と血液製剤について決議を行い、参加各国に次のように勧告した。

「血液は人体の一部であるから売り買いすべきではない。非営利の国の輸血サービスは、その国の必要に応じて、無償のボランティアからの献血で賄うべきである。そうすることによって、アルブミン、血液凝固因子、免疫グロブリンの製造に必要な血漿のすべてではなくてもそのほとんどを供給できるであろう」。

しかし、この認識は甘かったと言わざるをえない。血液を確保することは国の血液事業であるとされたが、血漿に対する需要が他の血液成分をはるかに上回ってきたことから、血漿の確保が血液事業の主要なものになっていった。

世界のほとんどの国はＷＨＯの勧告に従った。しかし、アメリカはこれに従わなかった。それは次のような経緯からだった。

一九六二年、アメリカの赤十字社がカンザス市において、総合的な血液事業を計画した時、民間の血液製剤企業から独占禁止法に違反すると提訴されて結果は敗訴となった。アメリカの独占禁止法は強力である。それ以後、赤十字のような非営利団体といえども血液事業を独占することはできなくなった。

営利企業は、財団法人のような非営利団体よりも新技術開発に対する強いインセンティブを持っている。輸血用の全血製剤などに比べると、血漿分画製剤ははるかに付加価値が高いから、企業の利幅も大きい。民間の血液製剤企業は、全血や成分製剤よりも付加価値の高い分画製剤の開発を目論んでいたのである。その結果、アメリカの血液製剤企業は、世界における血漿分画製剤の市場でほぼ独占的な地位を築いていったのである。

アメリカ血液銀行協会(8)のパンフレットには次のように記されていた。「血液は人間の組織の一部だから売り買いしてはならないという意見があることは、我々もよく承知している。しかし、過去二〇年間に行われた血液製剤における新規技術の開発はすべて私的セクターで行われた」。

日本の血液事業の「ねじれ構造」

日本赤十字社（以下、日赤）の組織は、そのトップは皇族、その下に各県の支部がある。ほとんどの県の支部長は県知事で、その下に日赤病院、血液事業所、献血ルームなどがある。つまり、その組織構造は日本の中のミニ国家である。厚生省の一課長には、きわめて相手にしにくい組織であった。

日赤の新製品の開発は、中央研究所が行うことになっていた。しかし、私も研究所を見学させてもらったが、同研究所では、インターフェロンなどの学術的には先端的な研究はしていたが、その当時要望の強かった血友病の第Ⅷ因子や第Ⅸ因子の濃縮製剤やその安全性確保の研究などはしていなかった。むしろ、北海道や京都の血液事業所が、民間企業に対抗して、なんとか分画製剤を開発しようと熱心に取り組んでいた。

日赤は公益団体ではあっても、薬事法上は一製薬業者である。新薬の製造承認には企業と同様の手続きが必要である。また、新薬の開発では企業と競争しなければならない。いわば連邦組織である公益法人と民間企業とでは、新薬の開発力に雲泥の差があった。

結果として、日本では、原料となる血液は日赤が独占していたが、濃縮製剤を作るライセンスを持っていなかった。一方、民間企業は濃縮製剤を作る技術とライセンスは持っていたが、製剤を作る原料がない、といういわば「ねじれ構造」が出現していたのである。しかも、医師と患者は、優れた治療薬は一日でも早く使いたい。結局は、世界各国が自給自足を目標に努力していた

8 AABB: American Association of Blood Banks. 血液製剤企業の団体。

血友病治療のための濃縮製剤は、日本では製品あるいは原料血漿の形で、ほぼ九五パーセントまでが輸入になってしまった。

私は、このねじれを早急に解消しなければならないと思った。その方策の一つとして、日赤が独占的に集めている献血を、日本の血液製剤企業に委託して濃縮製剤を製造してもらうことを考えて日赤の幹部に打診したが、きわめて否定的だった。[9] この状態を解決するには、とにかく「入るを量りて出ずるを制す」しかない、と決心して対策を急ぐこととした。

「入るを量る」——採血基準の作成

採血基準は「採血及び供血あっせん業取締法」で定められていた。その目的は供血者の安全確保である。当時は二〇〇ccの採血のみが定められていて、それ以上の採血や、全血以外の、例えば血漿だけを採血する成分献血は許されていなかった。一回、二〇〇ccという採血量は世界で最も少なかった。これは、戦後の栄養失調の時代に作成された基準だったからだろう。輸血が必要な人に、二〇〇cc以上輸血する必要があるときには複数人の血液を使用しなければならなかった。これでは肝炎などに感染する確率が数倍になる。そこで、四〇〇cc採血にしようということで、日赤が中心になって研究が進められていたが、研究は遅々として進まなかった。

その間に医療現場では赤血球よりも血漿に対する需要が急増した。血液中には血漿成分は五〇パーセント程度含まれている。しかし、全部は搾り取れないので、二〇〇ccの血液（全血）から分離できる血漿の量は、せいぜい数十ccである。また、全血を四〇〇cc採血すると、人体が鉄分を吸収して血球を作り、元どおりに回復するにはおおよそ三か月が必要とされていたので、そうたびたび採血できない。ところが、血漿だけの採血ならば、栄養状態が良ければ一週間程度で回復する。また、一回に数百ccも採漿できる。だから、血漿だけを献血する「成分献血」ができれば、一回で献血してもらう血漿の量は一〇倍にもなる。しかも頻度も増やせる。成分献血は世界中ですでに行われており、日本でもできるだけ早く導入しなければならない。そのためには、成分献血の基準を早急に定める必要があった。

ところが、この成分献血の基準作りの基礎となるデータを取る研究は、なんと血液製剤企業に任されていた。というより、その実態は研究の名目で企業が原料血漿を得るための売血として行われており、噂によればきわめてルーズに行われているということだった。私は、まずこの「データ収集」と言いながらだらだらと売血をしてきた状況を立て直そうと考えた。

9　当時、一部のジャーナリストから「愛の献血が売られている」という批判にさらされて、日赤はきわめて敏感になっていた。

売血のための採血所は、ほとんどがいわゆるドヤ街にあって、そのあたりの住人が血液を売って生活費に充てていた。たとえ売血であっても、「採血及び供血あっせん業取締法」は生きていたので、法律違反ではない。しかし、安全のために、採血は一か月に一回と定められていた。そのデータを使って基準を改定しようというシナリオだった。

ところが、売血者は二か所の採血所を回って売血をしているという噂があった。採血者が採血をするときには必ず注射針の痕を確認することになっていたが、売血者は片方の腕から採血をして、次の採血所に行って反対の腕を出して、まとまった金にしているというのである。採血者もそれを知っていながら、反対の腕をチェックしていないという。こんなことでは、安全基準を作成するデータにはなるはずがない。そこでまず、企業に重複して採血していることはないか、と問い合わせた。

二社から答えがあった。一社からは三割程度という答えだったが、他の一社のデータはきわめて低く、二社のデータに大きな差があった。「そんなに違うはずがない」と考えて、まずその会社の採血所の原簿を提出してもらい、課の職員を総動員して夜を徹して突き合わせ作業をした。厚生省は移転の工事中で、暑い夜、冷房もないプレハブのような場所を借りて汗を流しながら作業をした。それが終わりに近づいたころ、その会社から訂正のデータが届いた。結果は、重複者の割合は、二社の間にはほとんど差がなく、三割を超えるというものだった。

一方、私は自分でも文献を調べて、採血基準案のたたき台を書き、輸血学の重鎮で基準作成の責任者だった清水勝医師に送って見てもらった。しばらくして、赤が入って返されてきたが、ほとんどが字句の訂正だった。

「出ずるを制す」――使用の節約

我が国での膨大なアルブミンの使用量を適正化するために、学会にお願いしてガイドラインを作ってもらおうと思った。そのために、近々に奈良で行われる日本輸血学会の理事会に私が出席して、直々にお願いしようと思った。ところが、生物製剤課の中で反対された。「使用抑制は薬務局の仕事ではない」と言って、なかなか出張の手続きをしてくれない。医系技官の課長補佐からは、「私は、血液は嫌いですからやりません」と言われた。驚いたが、よしそれなら私が自分でやってやると思った。押し問答の末、ついに間に合いそうもなくなって、自分で切符を買って、夜行列車で奈良市まで行った。

輸血学会の理事会で、アルブミンの使用に関するガイドラインを作ってくださいとお願いしたら、ある理事から、ガイドラインを作るよりも、アルブミンを輸血しても、一度分解して自分のアルブミンに合成されるので、アミノ酸を点滴しても同様な結果になることを証明してそれを学会で発表したほうが説得力がある、と言われた。そこで、血液事業の研究費を使って、そのための研究会を組織することにした。

血友病と治療技術の進歩

血友病は、古くから知られていた先天性の疾患で、ロシア皇帝の家系に血友病の患者がいたことでもよく知られている。遺伝子がX染色体の上にあるので、男性が血友病になることが多いことから、伴性遺伝と言われている。血友病患者は、人口の五千人から一万人に一人の割合で存在し、人種差はないという。

例えば病院で検査のために採血をしたあと、指で押さえていると出血が止まる。これは、注射針が血管を傷つけても、それが刺激となって血液の凝固が起こり傷を塞(ふさ)ぐからである。この仕組みは「血液凝固カスケード」という複雑な連鎖反応である。つまり滝の水がでこぼこした岩の上を流れ落ちるように、体が傷を受けると、それが刺激となって、血液を凝固させる一連の反応が起こって、最後はフィブリンという糊(のり)を作って傷を塞ぐ。その過程に血液凝固因子が関与しており、番号がついている。血友病には血友病AとBがある。その第Ⅷ番目の因子がないのが血友病

Aで、第Ⅸ因子がないのが血友病Bである。

血友病BはAの五分の一の頻度である。その他、フォン・ヴィレブランド病があるが、頻度は少ない。

（＊本書では複雑化を避けるために、第Ⅷ因子と第Ⅸ因子を区別しないで話を進める。種々の製剤の開発もおおむね第Ⅷ因子が先行して進められてきた。）

症状は、血液が固まりにくいので、物理的な刺激などで出血するとなかなか血が止まらない。関節に出血することが多く、激痛を伴い、その後関節が動きにくくなるなどの後遺症が残る。脳内に出血すると生死にかかわることになる。絶えず他の人々から血液をもらわなければ生きていけない。家族をはじめ、身近に協力してくれる人々を確保しておくことが必要だった。

血友病患者の平均寿命は四歳に満たなかった。治療法は、当初は採血した血液を全血のまま輸血していた。しかし、赤血球にはヘモグロビンという赤い色素があり、それが鉄を含んでいる。他人の血球は肝臓で分解されるので、全血輸血を続けると、肝臓に鉄分が沈着して肝硬変を起こしてしまう。

そこで、赤血球などを除いて、血漿だけを輸血することになった。しかし、血漿には、血液が固まるときに糊の役割をするフィブリンの原料のフィブリノーゲンという一種の繊維のようなタンパク質が含まれていて、これがなかなか分解されない。血漿を投与し続けると、このフィブリノーゲンが血液の中にたまって血液の量がどんどん増えてしまう。

そこで、このフィブリノーゲンを減らそうという目的で作られたのが、クリオ・プレシピテート、いわゆるクリオである。クリオは「冷たい」という意味、プレシピテートとは「沈殿」という意味である。血漿を一度凍らせて、ゆっくり溶かすと、その中に沈殿物が現れる。この沈殿の中に、血友病の患者に不足している血液凝固に必要な因子が高濃度で含まれている。クリオは血友病の治療に日常的に使われるようになり、患者の平均余命は著しく延びた。しかし、この製剤にも次のような欠点があった。

まず、乳幼児の重篤な頭蓋内出血や、年長児や成人の関節や筋肉内の出血が起こってしまうと、確実な止血が難しかった。

そして何よりも、使い勝手が悪かった。小児以上では一回に二五〇〜五〇〇単位（クリオで一二五〜二五〇㎖）を点滴で投与する。だから、患者は医療施設に行って点滴を受けなければならなかった。たとえ、出血に気がついても製剤の投与を受けるまでには相当の時間がかかる。また、クリオにはその他にも、血液の型を決める型物質と呼ばれる成分などが含まれていたため、寒気がしたり、いろいろの副作用を起こす人がいた。

これらの夾雑物を取り除いて凝固因子の濃度をさらに上げる目的で作られたものが、いわゆる濃縮製剤であった。濃縮製剤は白い粉末で、これを溶解液で溶いて静脈注射する。濃縮製剤は訓練すれば、患者自身あるいは家族によって注射ができるようになったので、頻繁に病院や診療所に行かなくてもよくなった。出血してから投与を受けるのでなく予防的な投与ができるようになった。その結果、関節などの後遺症も激減して、患者は健常人と同様になった。

クリオができて平均寿命は四〇歳を超え、濃縮製剤によって健常者の平均寿命に近づきつつあると思われた。これで血友病の患者であっても、健常人と同じ生活ができ、就職して働くこともできるようになったのである。濃縮製剤は血友病患者にとっても治療に携わる医師にとっても、まさに福音だったのである。

濃縮製剤は、日本では一九七四年に製造が承認され、一九八三年二月には、自己注射が健康保険でも認められ、経済的負担も軽減された。まさに、その時に、エイズの危険が浮上してきたのである。

濃縮製剤の欠点

しかし、この濃縮製剤にも欠点があった。WHOの勧告に従って献血によって坑血友病因子を確保しようとしていた国々は、献血者の確保にそれぞれ苦労していた。因子を濃縮していくと、血漿に含まれている因子の一〇パーセントしか残らない。つまり、濃縮の過程で九〇パーセントが捨てられてしまう。第Ⅷ因子を確保することが困難な多くの国々や公的な機関では、因子をできるだけ無駄にしたくないと考えていた。おそらく、アメリカの売血を基礎とした私企業だから開発できたのかもしれない。

濃縮製剤の最大の欠点は、B型肝炎ウイルスに抗体を持っていない人が濃縮製剤を使うと、B型肝炎に罹る頻度が飛躍的に高まったことだった。濃縮製剤は何千人もの人から提供された血漿を一つの窯に入れて、薬剤で因子を濃縮精製していく。その中にB型肝炎のウイルスを持っている人がいると、その一つの窯から作られる製品の全体（ロット）がウイルスで汚染されたからである。

B型肝炎に罹っても治れば抗体ができて二度と罹ることはない。だから濃縮製剤は患者にも治療医にも喜ばれて、日本での治療は短期間のうちにほとんど濃縮製剤に切り替わった。そのメリットは、B型肝炎になる恐れよりもはるかに大きいと思われていたのである。

そのB型肝炎対策として、アメリカの製薬企業によって加熱製剤が作られた。加熱してB型肝炎ウイルスを殺してしまおうというのである。加熱すればウイルスを殺菌することはできそうだということはわかっていた。しかし、加熱製剤の欠点は因子としての活性が三分の一ぐらいに減ってしまうことだった。つまり、さらに無駄が増えるということである。

濃縮製剤の九五パーセントを輸入に頼っていた日本は、その輸入量を三倍に増やさざるをえないということになる。世界中の国々がWHO決議を遵守して自給自足を目標に努力をしている中で、そのようなことは考えられないことであった。また、加熱するとタンパク質が変性するのでインヒビター(10)が生じる危険が高まるのではないかと心配されていた。

日本では、B型肝炎対策のために、B型肝炎ワクチンを使おうとしていた。日本人はB型肝炎の抗体陽性者の割合が、アメリカ人などと比べるとはるかに高い。せっかく献血してもらっても、

10　英語で inhibitor、つまり抑制とか妨害するものの意。実体は体外から注射される凝固因子に対して生じる抗体である。これができると因子を注射しても中和されてしまって血液を凝固させる機能がなくなる。このような状態になった人が大手術を必要とする場合には、体内の抗体であるインヒビターがなくなるまで大量の因子を投与することが必要となる。

検査でB型肝炎が陽性と出れば廃棄処分にしていた。その血液を使ってワクチンを製造しようというわけである。そして、それは私が課長になった時にはほとんど完成しており、製造承認を出す直前であった。

村上先生からの手紙

ここからは、エイズに関する知識を消し去って読むことをお願いしたい。

一九八二年八月、私が生物製剤課の課長になった年の暮れ、元輸血学会の会長だった村上省三（せいぞう）先生から、私宛てに一通の封書が届いた。私の記憶では、こうだった。

「こんな変な病気が流行（はや）っているよ」というメモと、二、三の英語の文献が同封されていた。その論文には、アメリカの大都市部で男性同性愛者、いわゆるゲイの人々の間でエイズという病気が流行っており、その患者数がすでに六〇〇人ほどに達していること、また、その中に三名の血友病患者が含まれており、彼らは男性同性愛者ではないということだった。

安部医師の刑事裁判で、私の研究室にあったエイズ関係の資料は、ほとんど押収されてしまっていた。この本を書くために、手続きをして、資料を返してもらったら、その中に村上省三先生からの手紙のコピーと文献が入っていた。村上先生からの手紙は、下記のように結構長文のものだった。
また、私が覚えていたその文献は、『JAMA』(Journal of the American Medical Association 米国医師会雑誌)の「Medical News」の記事で、ちゃんとした医学文献だった。その中に「アメリカの大都市で男性同性愛が流行していて、いわゆるゲイの人々の間でエイズの患者が五七九人いること、その中に血友病患者が三人含まれていて、彼らは同性愛者ではない」、「彼らの中に同じロットで治療を受けたものはいなかった」と書かれていた。[11]
私の記憶はほぼ正しかった。私はそれらの論文を読んで、その流行の形態から感染力の弱い病原体による感染症で、病原体が見つかっていないことからウイルス疾患ではないかと考えた。
後述するように私には鹿児島県での経験があったので、なんとしてもこの危険(リスク)を評価しなければならないと考えた。血液の安全に関しては枠取りの研究費があったので、翌年度の研究にぜひともこの問題を入れようと決心したのである。

11 Macek, C., Acquired immunodeficiency syndrome cause(s) still elusive, *JAMA*, 248(12): 1423-1431, 1982.

前略

お元気でご活躍のことと拝察します。

すでに安部英教授あたりからご注進があったかと思うのですが、輸血について新しい難問が生じてきたらしいので、ご参考までに二、三の論文を添えてお知らせいたしておきます。

数年前から、アメリカで同性愛者の男性に免疫不全におちいるものが続出し、日和見感染やカポジ肉腫などが発生することが報告されてきました。私も「悪性腫瘍に大量にまた長期にわたって輸血することが、はたしていつも有効無害といえるのだろうか」という問題を数年来考えておりました。というのは、輸血はどうやら一種の免疫抑制剤とみてよいらしいということが多くの報告を総合しますと結論づけられるような気がしておりましたので、免疫不全におちいった男性の同性愛者に肉腫が多発するのも、似通った原因によるものと思われ、興味を持って、文献を集めておりましたが、最近血友病患者に同じような免疫不全におちいるものが散発することが報告されてきました。文献をお読みくだされればご理解いただけると思いますが、こんにち「免疫不全症候群」と呼ばれている本症の原因はまだまだ不明といわざるをえないのですが、なんらかの感染因子があって、それが血中にも存在し、第Ⅷ因子製剤に入り込み、そのため長期にわたり、第Ⅷ因子製剤の補給を要する血友病患者に同じ症候群が発症するのではないかとの疑問がもたれはじめたようです。すでに男性の同性愛者における免疫不全は、私が知っている限りでも、カナダ、イギリス、デンマークなどに飛び火しております。我が国でもすでに発生しているような噂も聞いております。

何よりも心配なのは、致命率の高いことです。その上我が国にアメリカの第Ⅷ因子製剤が大量に流れ込んでいることを考えると、我が国でも血友病患者が犠牲になる時が来ることは可能性の大きいことだろうと思われます。すでに発症を見ているのではないでしょうか。

これを防止する当面の対策は、まず日本人血漿を原料とする第Ⅷ因子製剤をできるだけ利用し、輸入血漿を原料とするもの、またはその既製品の使用を抑えることだと思います。そのためには関西地区でよく行われている赤血球濃厚液と新鮮凍結血漿のだき合わせのような「似非（えせ）」成分輸血を是正し、献血由来の第Ⅷ因子製剤原料を少しでも確保する必要があるかとも考えます。

日本の現状その他につきましては安部教授はじめ血友病に明るい先生方のご意見を聞かれて、早急に対策をたてられますことをお勧めします。

村上省三

郡司課長殿

「図書館の虫」と呼ばれていた村上先生からは、引き続き大量のエイズ関係の文献が送られてくるようになった。先生に直接うかがったことはないが、村上先生が誰かに依頼して集めていた文献を二部コピーして、その一部を私に送るように指示してくれていたようだ。

村上先生は、私が東京女子医科大学の日本心臓血圧研究所に勤めていた時、同研究所の教授で輸血部の部長をされていた。心臓の手術は大量の輸血が必要になる。保存されていた血液では、血液が固まりにくいので、新鮮な血液を親族などから提供してもらっていた。同研究所の医師たちは当番で輸血部に行き、採血を手伝っていたので、先生のことは私もよく存じ上げていた。先生もあいつなら少しは論文ぐらい読めるだろうと思われたのだろう。

エイズが医学界の注目を集めるようになると、世界の医学雑誌は、エイズ関係の文献は早急に優先して掲載することを申し合わせていたので、私は結果的に世界中のエイズ関係のほとんどすべての文献に目を通すことができた。また、アメリカのＣＤＣ[12]（米国疾病管理予防センター）が出している週報『ＭＭＷＲ[13]』は、重要だと思ったので生物製剤課にも直接送ってもらう手続きをした。

エイズ論文を読んでわかってきたこと

それらの論文は臨床的な論文などが多かった。また、原因については諸説が飛び交っていた。男性同性愛者は特殊な薬剤を使うためではないかとか、絶えず他者の体液にさらされるために免疫系に負荷がかかりすぎて起こるのではないかとか、論文の質も玉石混交だった。ただ、死亡率がきわめて高いということはどうも確からしかった。

しかし、中には重要な情報や論文もあった。それらを拾ってみると以下のようになる。

一九八一年の七月ごろ、アメリカのロサンゼルス市で非常に稀（まれ）な病気である「カリニ肺炎」が数例まとまって発生したので、ＣＤＣはその週報『ＭＭＷＲ』で報告した。この肺炎はニューモシスチス・カリニという寄生虫とカビの間ぐらいの微生物による感染症で、よほど免疫機能が落ちなければ肺炎を起こすようなことはないきわめて稀な疾患だった(14)。そのためＣＤＣは所内に研究班を組織して、情報の収集などを始めることにした。

12 CDC: Center of Disease Control and Prevention. 日本でいえば国立感染症研究所のような機関である。
13 MMWR: Morbidity and Mortality Weekly Report. 訳すと「疾病・死亡率週報」。
14 人間に常在する菌で、原虫と考えられていたが、今は真菌（カビ）の一種に分類されている。

また、同年の九月には『ランセット』（Lancet）というイギリスの医学総合雑誌が、カポジ肉腫という、これもまた稀な病気の患者がまとまって八人も出たこと、これらの人々はいずれも男性同性愛者だったと報告した。

そして、その年、つまり一九八一年の暮れには、アメリカの権威のある医学雑誌である『ニューイングランド・ジャーナル・オブ・メディスン』（NEJM : New England Journal of Medicine）に、これらの患者は細胞性免疫[15]が低下していることを証明する論文が出た[16]。そして、原因はサイトメガロウイルス[17]が疑われるとした。そういうわけで、当初は男性同性愛者が罹りやすい多様な症状を呈する病気という意味でGay-Related Immune Deficiency（GRID）と呼ばれていた。

ところが、年が改まって一九八二年になると、ますます患者数が増加してきただけではなく、女性にも感染者がいることがわかってきた。それらの女性の中にはパートナーがＧＲＩＤだった人たちがいたので、性感染症であることが疑われるようになった。

私が注目したのは、一九八二年七月の『ＭＭＷＲ』に、三名の血友病患者にカリニ肺炎の患者が発生し、彼らは同性愛者ではない、と書いてあったことだった。これは重要な情報だった。数百人に三人ということは、アメリカの血友病患者の全人口に対する割合からすれば高率だから、血液あるいは血液製剤を介しての感染の可能性もあると考えた。

もし、このウイルスが濃縮製剤で感染することがあるのであれば、日本は九五パーセントをアメリカからの輸入に頼っているのだから、日本の血友病患者はアメリカの患者と同様の危険にさらされると考えなければならなかった。

一九八二年の九月、ＣＤＣはそのような症状を呈する患者をできるだけ集めてその原因を究明しようという目的で疾患群とし、Acquired Immune Deficiency Syndrome[18]（AIDS）と命名した。日本語に訳すと「後天性免疫不全症候群」となる。長すぎるのでＡＩＤＳ（エイズ）と呼ばれた。先天的に免疫が作れない病気の人がいる。また、薬の副作用で免疫機能が低下する例は多い。

15　ヒトの免疫機能は、体内に侵入した異物に対して血中の抗体が結合することから始まる。その抗体は血液中のリンパ球によって制御されている。リンパ球のうち、Ｔ細胞は異物を認識してＢ細胞に抗体を作る指令を出したり、止めたりする。

16　Ｔ細胞には免疫を強めるヘルパーＴ細胞（Ｔ４）と、抑制するサプレッサーＴ細胞（Ｔ８）の二種類がある。例えれば自動車のエンジンとブレーキで、免疫をコントロールしている。この比率が変わる、つまりＴ４／Ｔ８の比率が落ちると免疫機能が落ちる。男性同性愛者ではこの比率が著しく下がっていた。

17　cytomegalovirus とは、ヘルペスウイルスの一種で、その名が示すとおり、ウイルスとしては大きく、胎児に奇形を起こしたり、多様な悪さをしたりする。

18　syndrome という医学用語は「症候群」と訳され、原因は問わずに「症状を呈する疾患群」という意味で、いろいろな原因の病気が入っている可能性がある。原因はわからないが、とにかく共通した症状の患者を集めて、原因を調べようという目的で使われる言葉である。

後天性とは、先天的なものではなく、かつ原因はわからないが免疫機能が低下する疾患群という意味である。具体的にカリニ肺炎やカポジ肉腫[19]などの疾患が例示されていた。実際の病状は、免疫力がなくなるので、日頃から人間の皮膚や体内にいても何の害も及ぼさない細菌やカビなどが異常に繁殖して病気を起こして、多様な症状が出る。これを日和見感染という。男性同士の性行為は不潔になるので、性器など陰部にしばしば感染症が起こった。そのため、大都市部では特別な浴場業が発達した。ことをなし終えた後に風呂も提供しようというわけである。しかし、局所の感染症ではなく、肺や皮膚の日和見感染となると話は別である。

ＣＤＣから血友病患者にも三名の日和見感染症がいるという報告を受けて、一九八二年の六月、アメリカ血友病財団（National Hemophilia Foundation：NHF）[20]は、エイズの危険に直面しても、危険はきわめて小さいので、血液製剤の治療法を変えないようにと勧告を出した。また、一九八三年の一月、治療医に対して、クリオと濃縮製剤の利害については現在議論が行われているが、（投与単位数が少なくて済む）軽症の患者、新鮮例、四歳以下の患者にはクリオ製剤を使うべきではないかと勧告した。

一九八三年の一月に、『ＮＥＪＭ』に二つの論文が掲載された。マニトーヴ[21]とレダーマン[22]の二人の論文は、濃縮製剤で治療を受けている血友病患者とクリオだけで治療されている患者を比較すると、濃縮製剤で治療を受けている患者では細胞性免疫が低下しているが、[23]クリオの患者では低下していなかった、という内容だった。

その論文のすぐ下にデスフォージスという人が、エイズの危険に直面して、濃縮製剤の自己注射をしばらく見合わせるべきではないか、というコメントを書いた。[24]しかし、この意見には『NEJM』の後の号で、たくさんの反論が寄せられた。

アメリカで濃縮製剤をやめることになれば、当然日本でも早急に検討しなければならない。日

---

19 人の免疫力が落ちた時に起こる日和見感染症で、ヘルペスウイルスの一種によって起こる血管の腫瘍と考えられていた。

20 血友病の患者をはじめ関係者の組織する団体。〈https://www.hemophilia.org/〉(二〇一五年四月一〇日アクセス確認)医学的な事柄については医学委員会がある(MASAC: Medical and Scientific Advisory Council)。

21 Menitove, J. A., et al., T-lymphocyte subpopulations in patients with classic hemophilia treated with cryoprecipitate and lyophilized concentrates, *NEJM*, 308(2): 83-86, 1983.

22 Lederman, M. M., et al., Impaired cell mediated immunity in patients with classic hemophilia, *NEJM*, 308(2): 89-93, 1983.

23 免疫を作る司令塔の役割をするリンパ球で、濃縮製剤を使っている人でその数が減っていることを見出した。

24 一九八三年の *NEJM*, 308(2) のマニトーヴらの論文の後に、デスフォージスが「濃縮製剤の自己注射はしばらく諦めるべきではないか」と書いた。Desforges, J. F., AIDS and preventive treatment in hemophilia, *NEJM*, 308(2): 94-95, 1983.

本の血液行政は、前に書いたように、大きな構造的問題を抱えていたので、エイズの問題が加わったらどうなるだろうかと心配した。日赤のトップは皇族である。皇室に傷をつけたら大変だと、そんなことまで心配した。

一九八三年の五月ごろ、フランスがアメリカからの血液製剤の輸入を禁止したという新聞報道が流れた。もし、そのような動きになれば、日本も行動を迫られるだろう。そこで、外務省を通して、「特急便」でその真偽を調べてもらった。二日と経たないうちに返事が届いた。答えは誤報だとのことだった。その素早さに「外務省もやるなァ」と思ったのでよく覚えているが、戦争の事態などを考えてみれば当然だろう。

日本では、その年の二月に健康保険でも濃縮製剤の自己注射が認められたばかりだったが、それをどうすべきかを検討しなければならなくなるかもしれない。日本の献血からはクリオしかできない。クリオに戻るにしても、献血で集められていた血漿はすべて消費されてしまっている。クリオを確保するにはどうしたらよいか、これも大変な仕事になる。まず、日本にエイズの患者がいるのかどうかを調べなければならないと思った。そこで、年末の予算編成が終わったら、研究班を組織しようと決心した。

アメリカ政府の動き

送られてくる論文もどんどん増えていったが、論文だけでは業界や政府の動きなどはわからないので、血液製剤協会にお願いして、アメリカの政府や業界の動きを調べてもらった。[25]

アメリカの連邦政府の動きは鈍かった。時のレーガン大統領はエイズ対策に積極的ではなかった。その理由は、保健行政は原則として州政府の仕事だとされていたこと、[26]また、教会をはじめアメリカには「エイズは神の摂理に従わない者たちに対する神の審判である」という見方があったからだという。[27]

一九八二年の末の段階では、アメリカ保健福祉省の生物製剤に関する諮問委員会は、「現段階では生物製剤基準の変更を勧告しない」と決めた。つまり、濃縮製剤を加熱するような変更はしないという意味である。

25 アメリカの連邦政府の行政組織では、教育と保健が一つの教育保健省だったが、一九七九年に教育と保健福祉省(Department of Health and Human Services, HHS)に分離した。

26 Garrett, L., *The Coming Plague*, Macmillan, 1994. ローリー・ギャレット著、内山一也監訳、野中浩一、大西正夫訳『カミング・プレイグ』上巻、河出書房新社、二〇〇〇年、第一〇章。

27 同書、第一一章、四七二頁。

年が改まって、一九八三年の一月には、公衆衛生局がCDC、FDA、NHF、血液業界団体を集めて対策を協議した。その協議の結果、エイズのリスク保有者のスクリーニングを強化することは決定したが、実際のスクリーニングの問診では「性的嗜好を聞くのは不適当」として、男性同性愛者であるかどうかは聞かないことになった。B型肝炎の検査はお金がかかると企業が反対してやらないことになった。

三月になると患者数は一三〇〇人、その中に血友病患者が一一名いることが報告された。公衆衛生局は輸血による感染の可能性があるとして、「潜伏期間も二か月から二年ぐらいと長い可能性があるので、性行動の自粛とハイリスク者の献血の自粛」などを呼びかけた。潜伏期間が長ければ、症状が出ている人を除いても、それだけでは症状はないが感染している人はチェックできない。だから、身に覚えのある人は、献血を自粛してくれということである。FDAは、血液業界に対して「血液提供者からエイズ伝播のリスクを減少させるための勧告」を出して、疑わしい人から採血した血液は廃棄するよう勧告した。

このようなスクリーニングではどれだけ役に立つのかは怪しいとは思ったが、日本からアメリカ政府の対策に注文をつけるわけにもいかない。何もできないので、課内で相談して、少なくともスクリーニング済みであるという証明書をつけてもらおう、ということにした。輸入を許可するかどうかは、通産省の所管だったので、証明書がない血液製剤は輸入できないように手続きをした。

一九八三年五月、ＮＨＦはHemophilia News Noteで、「血友病の患者のエイズ発症率は、二万人中で一一名ときわめて低いので、患者や治療医は不安のために治療を変更したりしないで、濃縮製剤あるいはクリオの使用を継続するように」と勧告した。

私は、年末の予算編成作業をしながら、どんどん送られてくる論文の中から、その本体は一体何なのか、感染症だとしたらどのような感性経路なのか、その潜伏期間はどのくらいなのか、発病率はどのくらいなのかを一生懸命に読み取ろうとしていた。

鹿児島県でのＡＴＬの記憶

私には鹿児島県での忘れられない思い出があった。この経験がエイズに早期に取り組まなければならないと思ったきっかけとなったのである。

一九八〇年の六月に、私が鹿児島県に衛生部長として赴任した直後に県議会が待っていた。私

28 PHS: Public Health Service.
29 FDA: Food and Drug Administration. 日本の薬務局にあたる組織。米国食品医薬品局。

には初めての地方議会の経験だったので、緊張の毎日であった。

緊張とドタバタの日々が終わろうとしていたころに、ある保健所の所長の突然の訃報が入った。私としては、所長とは一面識もなかったので、弔辞はどなたか親しくしていた人にお願いしたいと希望したが、誰もうんと言ってくれない。

保健所長がクリスチャンだったので、葬儀を予定していた教会の牧師に「弔辞ではなく会衆に向かったお話をしてください」と言われたこともあり、皆が逡巡してしまったようだ。最終的には部長職の私がやれということになった。

私は、次長に連れて行ってもらった「いとこ」というおでん屋の女将が歌って聞かせてくれた「串木野さのさ」の二番の歌詞を引いて話をした。「さのさ」という民謡は全国のあちこちにあり、だいたいは浮いた歌詞が多い。ところが、これはすごく深みのある歌詞だと思ったので、すぐ覚えてしまったのだ。

その歌詞はこうである。

落ちぶれて、袖に涙のかかる時、
人の心の奥ぞ知る

朝日を拝む人はあれど、
夕日を拝む人はない

亡くなられた所長は産婦人科の出身だったが使命感を持って予防行政に転身され、特に離島の母子保健対策に尽力され、多くの業績を残された。非常に評判の良い保健所長だった。

私は次のような話をして、先生の業績を讃（たた）えた。

「もし、先生が産婦人科の臨床医をされていたら、多くのお母さんやお子さんから感謝されたことでしょう。しかし、先生が予防対策に尽力されたため、病気にならなくて済んだ人から感謝されるということはなかったかもしれないが、多くのお母さんと子供の命を救ったのです」。

新米の部長が「串木野さのさ」を引用したということで、地元の南日本新聞がコラムに書いた。おかげで、なんとなく私も地元に受け入れられたように感じたことを覚えている。

所長の死因は「成人T細胞白血病」（ATL：Adult T-cell Leukaemia）だった。その後も、何人もの県庁職員が同じ病気で亡くなった。

私は県庁の職員が健康上の理由で職務を停止すべきかどうかを判定する組織の責任者をしていたので、県庁職員にそれまで私があまり知らなかったＡＴＬの患者が多いことが気になった。

ＡＴＬは血液のがん、つまり白血病の一種である。一九七七年、高月清医師らによって発見された。それまで知られていたヒトの白血病はＢ細胞ががん化したものだったのに、Ｔ細胞のがんだったので、「成人Ｔ細胞白血病」と命名されたのである。(30)

一九八一年、京都大学の教授だった日沼頼夫医師は、ＡＴＬがレトロウイルスによって引き起こされることを発見し、ＡＴＬＶと命名した。(31)初めて人間で発見されたレトロウイルスによるがんだったので、世界的に有名になった。(32)レトロウイルスは殻をかぶったウイルス粒子で、その中にはＲＮＡと逆転写酵素というものを含んでいる。この酵素は、ウイルスが細胞に侵入すると、ウイルスのＲＮＡを細胞のＤＮＡの中に組み込む役割を果たす。普通の細胞ではＤＮＡをもとにしていろいろなタンパク質などを合成するのだが、この種のレトロウイルスでは、この酵素が逆の方向に作用するので、その名がある。ウイルスは自分では分裂できないが、細胞が分裂する仕組みを使って自分も増殖していく。時期が来ると、ウイルスは細胞膜から発芽していく。

日沼医師は、顕微鏡で感染の有無を検査する蛍光抗体法も開発していた。その検査方法で調べると、鹿児島県では非常に保菌者（キャリア）が多く、県内のある地域では人口の二〇パーセントにも達していた。(33)だから、県庁職員にもＡＴＬの死亡者が多かったのだろう。

そのような経緯があって、ＡＴＬについては日本でよく研究されていた。このウイルスは、ヒトに感染するとリンパ球の細胞核の中にあるＤＮＡに自分を組み込んで潜んでしまうので、血液中の抗体で排除されない。そして、垂直感染といって、授乳などで母親から子にも感染するし輸血でも感染する。感染してもほとんどの人では生涯何事もなく終わるのだが、数パーセントの人が成人になってから、何らかのきっかけで白血病を発症するという不思議なウイルスだった。

日沼医師らによって開発された蛍光抗体法は、一件ずつ顕微鏡で見なければならなかったので、大量の検査をするのには向いていない。当時は大量の輸血用の血液はスクリーニングできていなかったから、ＡＴＬＶに感染している人の血液が輸血されれば、その人は感染していたはずである。

ある時、鹿児島大学の病理学の医師が自分で書いた論文を部長室まで持って来てくれた。論文

30　ヒトの血液の中にある免疫抗体はリンパ球の中のＢ細胞で作られる。Ｔ細胞が体に侵入してきた異物を感知して、Ｂ細胞に免疫を作るように指示したり、止めたりする。前者のＴ細胞をヘルパー、後者をサプレッサーという。

31　最後のＶは Virus の略。

32　ただ、このウイルスは、その前の年にアメリカのＮＩＨ（National Institute of Health）のガロらが別の疾患から分離してＨＴＬＶ（Human T-cell Leukaemia Virus）と命名したので、国際的にはＡＴＬよりもその名称が用いられるようになった。

33　その後のＡＴＬＶの疫学調査によれば、ＡＴＬＶは広く日本に分布しており、特に昔からの港町に多いことがわかった。アジアに広く分布し、日本にも古くからあった性感染症だったらしい。

は鹿児島県におけるＡＴＬに関する疫学研究で、そのデータによれば、このウイルスのキャリアから一年間に三〇〇〇人に一人の割合でＡＴＬを発症するということだった。

そのような記憶があったので、私はエイズの論文を読みながら、「この病気はもしかしたらＡＴＬのようなウイルスが原因かもしれない」と考えたのである。

このような経験から、世界中で三名の血友病の患者にエイズが発生した段階でその対策に取り組むことを決心したのである。

エイズ研究班の設置

行政の研究費は普通、次のような手順で実施に移される。予算が通ったら執行計画を立て、大蔵省（現・財務省）の承認を得て、研究企画委員会に諮問し、多くの場合は公募して、研究課題を決めて、それから正式に研究者に通知し、研究が実施され、そして年度末に報告書をもらう。行政はそれを読んで、行政にも生かすべきものがあれば生かしていく。だから、行政の研究費の事務は常に遅れがちとなる。その結果を施策に生かすのも次年度以降ということになる。

エイズの研究班は、そんな悠長なことはしていられないと思ったので、年度末の予算案が決まったら、早速研究班設置の準備をした。本来は、研究内容については運営委員会の承認を得てから発足するが、委員長の村上省三先生の内諾を得て、この研究班だけを早急に発足させることにした。そして、四月の予算執行と同時に大蔵省の承認を得て、研究班の設置に取り掛かった。

正体不明の疾患が発生した際の厚生省内の担当課は公衆衛生局の保健情報課だが、当面は血液製剤が問題になる可能性があったこと、また安全対策のための枠取りの研究費があったことから、保健情報課と話し合って生物製剤課でこの問題を扱うことにした。

研究班員にはウイルス学者、血友病専門医、性感染症の疫学者、免疫疾患の専門家などに入ってもらおうと思っていた。

ウイルス学者には日沼医師をとお願いしたが、医師には東南アジアのサルにおけるレトロウイルスの疫学調査で忙しいからと断られた。そこで、大河内一雄医師と西岡久壽彌（くすや）医師にお願いした。班長は安部英医師にお願いしようと相談していたところ、安部医師から、私も入れてほしいと直接電話があった。私は学生の時に安部医師の授業を受けたこともあり、安部医師は血友病の権威であることは知っていたので、「お願いします」と即答した。

研究班には、①日本にはエイズの患者はいるのかどうか、②エイズはどの程度危険なものなのかを評価して、③日本での血友病の治療法を変更すべきかどうか、検討してもらうことにした。

研究班の組織

主任研究者：安部　英（帝京大学医学部教授）

分担研究者：芦沢　正見（国立公衆衛生院疫学部室長）：性感染症の疫学

大河内一雄（九州大学医学部検査部教授）：輸血感染症

岡本　昭二（千葉大学医学部皮膚科学教授）：自己免疫疾患

塩川　優一（順天堂大学医学部教授）：膠原病

徳永　栄一（日本赤十字社中央血液センター所長）：輸血学

西岡久壽彌（東京都臨床医学総合研究所副所長）：ウイルス学

安田　純一（国立予防衛生研究所血液製剤部長）：血液学

松田　重三（帝京大学医学部講師）：血友病の臨床

第一回　研究班会議

第一回の研究班は一九八三年六月一三日に招集された。

研究班の会議の内容は、安部医師が刑事告発を受けたことで、検察が厚生省を家宅捜査したその押収資料の中から第一回の研究班会議の録音テープが出てきたので、その詳細までが明らかになった。それによると、内容は次のようであった。

まず課長の私が挨拶して、①日本に患者がいるかどうかを知りたい、②もし医学的にこうであるべきだということになれば、私たちとしても、しかるべき措置を断固として取るということもありえる、と言っていた。[34]

次に、生物製剤課の医系技官補佐の藤崎清道氏が、アメリカにおけるエイズの現状と対応の経過を、これまで生物製剤課が集めた情報をまとめて報告した。

続いて、西岡久壽彌医師が、エイズに関する最近までの知見を報告した。西岡医師はすでにご著書を準備しておられたようだった。[35] 私には特に目新しい情報はなかったが、次の二つの論文は議論になった。

二つの論文とは、研究班が開催される直前の五月の『サイエンス』(Science) という科学雑誌に、アメリカのＮＩＨ[36]とフランスのパスツール研究所から発表された論文であった。これらは、エイズの本体に関する初めての基礎医学的な論文だった。

34　第一回の研究班会議の録音テープが発見されその反訳が裁判所に提出された。
35　西岡久壽彌『ＡＩＤＳを知る』講談社サイエンティフィク、一九八三年。
36　NIH: National Institutes of Health. 米国国立衛生研究所。

その一つは、NIHのガロ（R. C. Gallo）らのもので、エイズ患者からHTLV－I[37]の抗原を検出し、HTLV－Iがエイズの原因ではないかというものだった。[38]HTLV－Iとは日本で発見されたATLVと同じものである。ガロたちがHTLVと呼ぶことを主張したためにその名称が一般に使われるようになった。私は、「やっぱりそうだったのか」と思った。

ガロらの論文のすぐ後ろに、フランスのパスツール研究所のシヌシ博士（F. Barré-Sinoussiバレ＝シヌシ博士）やモンタニエ博士（L. Montagnier）らの論文があった。[39]彼らはHTLVとは異なる核タンパク質を持っていること、さらに電子顕微鏡で見ると、細胞膜から芽が出ていることから、HTLVではないとして、LAV[40]と呼んだ。

研究班でもこの二つの論文が議論になり、大河内医師が「実は、このガロの論文は怪しいんです」と発言された。「さすがに超専門家の見る目は違う」と思ったので、よく覚えている。もし、エイズの病原体がATLVであるならば、大河内医師らの研究によって、ATLVは血漿を凍らせると死滅して感染しないことが知られていたので、一度凍らせて保存し、製剤化する濃縮製剤は比較的安全なのかもしれないとも思われた。

ATLVはその当時はまだ輸血用の血液のスクリーニングもしていなかったから、陽性血を輸血された人は感染していたはずである。しかし、感染しても発症率は三〇〇〇人に一人といった程度であるという鹿児島大学の疫学データもあった。だからもし、エイズの病原体がＡＴＬＶだとすると、日本の血友病患者は四〇〇〇人程度だから、発症者が出たとしても一人か二人程度ということになる。もし全く同じウイルスではなくとも、その類のウイルスであることは間違いなさそうだと思われたので、危機感が若干薄れたのは私だけではなかっただろう。

その後、対策も含めて、いろいろな議論をした。濃縮製剤をどうするかについても議論になった。フランスが血液製剤の輸入を禁止したというニュースが流れたが、外務省を通じて確かめたら誤報だったことも報告した。もし、他の国々が禁輸に踏み切るとなれば、日本の行政としても断固たる対策を考えなければならないと、私が言った時、塩川医師から「そんなことをしたら患

37　Human T-cell Lymphotropic Virus の略称。ガロらがヒトの別な病気から分離しＨＴＬＶと呼んだ。その後、日沼頼夫氏によって同定されたＡＴＬＶと同じものであることがわかったが、ＨＴＬＶ－Ｉの名称のほうが流布した。しかし、その第一発見者については議論がある。

38　Gelmann, E. P., Gallo, R. C., et al., Proviral DNA of a retrovirus, human T-cell leukemia virus, in two patients with AIDS, *Science*, 220(4599): 862-865, 1983.

39　Barré-Sinoussi, F., Montagnier, L., et al., Isolation of a T-lymphotropic retrovirus from a patient at risk for acquired immune deficiency syndrome (AIDS), *Science*, 220(4599): 868-870, 1983.

40　LAV: Lymphadenopathy-Associated Virus.

者が死にますよ」と厳しく言われた。また、医師はエイズの問題は「たいした問題ではない。すぐ解決しますよ」とも言われた。私は、こんなことを言って、将来この医師は後悔することにならなければよいが、と思ったので、よく覚えている。

加熱製剤のことも対策の一つとして議論には出たが、どうしても加熱に転換せよという議論にはならなかった。研究班全体の雰囲気は楽観的だった。安部医師だけが強い危機感を持っていたという印象だった。また、トラベノール社が、製剤の製造後に供血者からエイズ患者が出たことで、世界中でそのロットを回収したこと、さらにもう一社が回収しようとしていることを私が報告していた[41]。これは、今思うと、委員会の楽観的なムードを正そうとする意図もあったようだ。

第一回の研究班会議の直後に、研究班会議のニュースが厚生省の記者クラブに伝わると、次の週にはテレビカメラがアメリカに飛んだ。そしてその一週間後にはアメリカのエイズ患者の映像が流れ、人々の関心を集めた。アメリカの男性同性愛者の間で流行っている新たな性感染症らしいということが人々の強い関心を呼んだようだ。

そんなことがあって、単なる研究費の研究班であった安部医師の研究班が開かれるたびに記者会見を要求され、あたかも政府の諮問機関のような役割を担わされてしまったのである。

第一回の研究班会議は、一か月後の次回の研究班会議までに、とりあえず日本にすでにエイズ患者がいるかどうかを調べること、急いで結果を知りたいので、エイズ患者が来そうな大きな病院を対象に調査することを決めて、終了した。

第二回　研究班会議

第二回の研究会は一九八三年七月一八日に行われ、その調査の結果についての議論が行われた。最終的な検討の対象として残った患者は三例だけだった。その中で、高知の例はＡＴＬであることから除外されたりして、最終的には帝京大学の一症例だけが検討対象として残った。

安部医師は、その症例はエイズに間違いないと確信していたようだったが、他の委員は日本の第一例とするには確信が持てないと、きわめて慎重だった。結局、病理検査などをして、さらに検討することになり、研究班での現段階での結論は「アメリカで見るような典型的なエイズとは言えない」ということになった。

その理由は、①これまで血友病患者でエイズを発症したのはすべて血友病Ａの患者であるのに、

41　ＮＨＫは後日（一九九四年二月六日）、「埋もれたエイズ報告」というドキュメンタリー番組で、この回収があったことを厚生省が研究班に報告しなかったので、日本の血友病患者にＨＩＶの感染が広がったとした。

その患者は血友病Ｂであった、②カリニ肺炎やカポジ肉腫といった典型的な症状はなく、カンジダ症[42]であった、③長く肝不全があり、そのためステロイド剤が長期にわたって大量に投与されていたので、それだけでも免疫不全が起きることから、カンジダ症などの症状は説明がつく、というものであった。

もし帝京大学の症例がそうだったとしても、日本の血友病患者数四〇〇〇人中に一人だから、鹿児島のＡＴＬの疫学調査の結果とほぼ一致すると私は思った。

研究班は会議の後に記者会見を要求されていた。記者から「帝京大症例はエイズなのですか？」と聞かれて、安部医師は否定的な答えをした。きっぱりとした否定ではなかったので、記者から「それではエイズじゃないんですね？」と念を押され、医師はそれにも否定的な答えをしたので、記者からよくわからないと苦情が寄せられた。そこで、私が「アメリカで見るような典型的なエイズとは言えない」と補足したら、記者から「今後は課長が記者会見をしてくれ」と言われた。安部医師は、ご自分の症例はエイズに間違いないと思っておられたようだ。

その後、アメリカのＣＤＣのスピラ博士が何かの用件で来日するという情報を教えてくれた人がいて、厚生省の研究班でも話を聞こうということになり、霞が関の近くに場所を取った。実際に出席できた人は少なかったが、私も出席した。ひととおり、帝京大学の症例についての話を聞いたところで、彼は「I am sorry but ……これは、これはエイズです」と言った。

私は、目的の違いが出たと思った。つまり、CDCは原因がわからないので、細胞免疫不全の症状を呈する人をできるだけ漏れなく集めて、その原因を探っていこうというのが目的で「エイズ」という概念を作った。それに対して、研究班は日本での新しい疾病の第一号と間違いなく言えるのか、ということに関心があったので、ステロイド剤の大量使用だけでも説明ができるその症例を第一号とすることに逡巡したのである。

第一回と第二回の研究班会議の間にあたる六月末に、ストックホルムで世界血友病連盟の大会が開かれた。連盟の中には医学委員会があり、大会が開かれる際には世界のトップレベルの血友病の専門医たちが集まって議論する場になっていた。日本からも安部医師をはじめ多くの血友病の専門家が参加した。

医学委員会ではアメリカのCDCから、血友病患者に一六名のエイズの患者が発生したことが報告されたが、それ以外の国からは血友病のエイズ患者の報告はなかったという。そして委員会の結論は、血友病の主な死因は出血であり、①現時点では、血友病の治療の変更を勧告するだけ

42 真菌と呼ばれるカビの一種。

の証拠は不十分なので、血友病の治療は変えるべきではない、②変えるためには、リスクと便益の比較研究を急ぐべきだ、というものだった。

この報告を聞いて「早急な濃縮製剤からの撤退はない」、そして濃縮製剤を変更するには「時間がかかることになる」と私は思った。

第三回　研究班会議

八月一九日、第三回の研究班会議が開催されて、引き続き帝京大学の症例が議論されたが、塩川医師から診断基準を決める必要があるとの発言があり、診断基準を作成する小委員会を設置することになった。

また、もしも日本の献血から第Ⅷ因子を製造することになったら、今の献血量でできるのかどうか把握する必要がある、との意見もあり、日本での血友病の治療方針をどうするかと合わせて、小委員会を設置して詳細に検討することになった。

その際、大河内医師から、国内自給を目標にするならば、ある程度利便性は犠牲にしてもクリオ製剤も併用すべきではないかとの意見が出された。大河内医師が、「濃縮製剤は一種のファッションじゃないか」とかなり過激な表現をしたので、安部医師が強い調子で反論した。

一九八三年九月には血友病患者の団体である「血友病友の会」の代表らが生物製剤課に陳情に来られた。その内容で重要だったのは、「エイズの危険があっても、治療法を後退させないように」という点であった。日本ではその年の二月に健康保険で認められたばかりの濃縮製剤の自己注射を後退させないでほしいということだった。

血液製剤小委員会の設置

最初の血液製剤小委員会は、一九八三年の九月に開催された。

私から、例の『ＮＥＪＭ』の二つの論文とデスフォージスの意見に言及したが、ある委員から、「あの人たちは変わっているからね」と言われてしまった。日本にはまだアメリカで見るような典型的なエイズ患者はいない。エイズのリスクによって当面は治療法を変えることはしない、ということが世界のコンセンサスである、ということになった。

ＮＨＦの勧告のこともあって、日本ではクリオの適用をどう考えるかを議論してもらいたいと思った。

私がリスクのことを強調しすぎたからだろう。風間委員長から「課長、これは医療技術の進歩なんですよ」と言われて、濃縮製剤がいかに医師や患者に歓迎されていたかを実感させられた。

【血液製剤小委員会】

風間睦美（帝京大学医学部教授）（委員長）
長尾　大（神奈川県立こども医療センター）
藤巻道男（東京医科大学）
山田兼雄（聖マリアンナ医科大学）
森　和夫（東北大学医学部第三内科）
神谷　忠（名古屋大学医学部）
福井　弘（奈良県立医科大学）
斎藤英彦（佐賀医科大学）
徳永栄一（日本赤十字社中央血液センター）
矢田純一（東京医科歯科大学）
安田純一（国立予防研究所）

それまで、私がリスクの側面ばかりを意識しすぎていたことを反省させられた。

鹿児島市立病院長だった武弘道医師[43]は、執筆されたエッセーの草稿を見せてくれた。武医師は小児科医で血液の専門医だったので、血友病のことは熟知されていた。医師は「その当時、濃縮製剤がいかに皆に喜ばれていたかを誰も書かない」と怒っておられ、ある雑誌に投稿すると言っておられたが、掲載されないまま逝去された。

小委員会では加熱製剤についても議論になった。全員が加熱製剤は必要だろうが、治験は必要だとの意見だった。

クリオは、新鮮例、乳幼児、軽度の出血には使えるが、脳内の出血とか、関節や筋肉などの出血には止血効果は十分ではないとのことで、結論としては、クリオは相対適用ということになった。つまり、一律の基準は定めず、個々の事例についてそれぞれの医師と患者が濃縮製剤と比較して決めるという意味である。

専門医も、患者団体もクリオへの後退には反対ということになったので、私は当面の緊急対策としてのクリオへの全面的な転換はないと判断した。

全面的にクリオへの回帰はないとしても、部分的でもクリオに戻るということであれば、原料となる血漿を確保する必要が出てくる。ところが、日赤によって採血されていた血漿からは、因子は取り出されることなく、血漿のままますべて使われてしまっていた。

新鮮凍結血漿が使われてしまっていたのは、手術後の回復を早めるなどのためであった。だから、もし大量のクリオが必要だとなれば、優先順位から考えて、病院への血漿の供給に不足をきたしても、強引に因子を抜き取らざるをえないかもしれない、と考えていた。

また、クリオを抜き取った後の血漿をどう使うかも考えなければならない。正式には新しい薬

43　著書に『こうしたら病院はよくなった！』（中央経済社、二〇〇五年）などがある。

剤だとしたら臨床治験をして、製造承認を経てからしか使えない。しかし、それには時間がかかる。なんとか治験を回避する方法はないか調べていた。

過去の行政が行った超法規的措置を調べて出てきたのは、ポリオ(小児麻痺(まひ))の生ワクチンをソ連から輸入した時のことである。日本人はほとんどポリオウイルスに感染していたが、実際に麻痺を起こす人はごく少ない。(44) それでも一九六〇年ごろには日本全体で数千人の小児麻痺患者が発生していた。ソ連が弱毒化した生ワクチンを開発した。生ワクチンというのは、弱毒化した生きたウイルスで、それを口から飲むと、腸管の粘膜にも免疫ができてきわめて有効だということで、緊急に輸入することが検討された。しかし、国内で使用するには治験が必要であり、それには時間がかかる。その時の古井喜実厚生大臣が「事態の緊急性に鑑み、専門家のご理解を得たので、(中略)責任はすべて私にある」と言って、臨床治験として広く接種が行われた。(45) その結果、翌年から麻痺の患者はほとんどゼロになった。

また、現在のクリオは、溶解後時間がたつと液が固くなり、注射器が動かなくなるなどのことがあって扱いづらいのであれば、もう少し精製した、いわば「中間クリオ」を作ったらどうかと

いう提案もあった。これは直ちに日赤に伝えた。(46)

さらに、小委員会では、濃縮製剤の原料をすべて国内の献血に切り替えようとしたら、現在日本で献血されている血液の中に第Ⅷ因子がどのくらい含まれているのかも検討した。結論として日本で献血されている血漿の中には、日本の血友病の治療に必要な量の因子は十分含まれていることだった。つまり、たとえクリオに切り替わったとしても、献血量を極端に増やさなければならないといった事態にはならないことがわかった。

第四回と第五回の研究班会議

第四回の研究班会議は一〇月一四日に開催され、小委員会の中間報告に基づいて議論された。大河内医師が濃縮製剤とその自己注射も見直すべきだと主張したが、安部、風間の両医師から濃縮製剤は必要であると反論があった。

---

44 環境が清潔で感染を経験しない場合には抗体を持っていないので、大人になっても「麻痺」が出現することがある。アメリカのルーズベルト大統領は三九歳で「小児麻痺」になった。

45 この辺の経過は下記の論文を参照。平山宗宏「ポリオ生ワクチン緊急導入の経緯とその後のポリオ」、『小児感染免疫』19(2)、一八九－一九六頁、二〇〇七年。

46 しかし、日赤の対応は鈍く、加熱製剤が出てしまったので、結局は日の目を見ることはなかった。

一九八四年三月二九日に、第五回の研究班会議が開催され、血液製剤小委員会の報告を承認しただけで終了し、これが最終回となった。

民間企業への委託製造

前にも述べたように、日本では日赤が独占的に献血を集めていたが、濃縮製剤を作るライセンスを持っていなかった。一方、民間の血液製剤企業は、ライセンスは持っていたが、原料となる血液がなかった。だから、献血量は十分であったのに、献血から血友病の患者や治療医が使いたい濃縮製剤は作られていなかった。

自国の国民が必要とする血友病因子をそれぞれの国が確保するということは、WHOが決めた基本原則である。当然、考えられるのは、献血を民間の血液製剤企業に委託して製造してもらうことである。しかし、これにはいろいろな問題があった。

まず、技術的な問題である。品質を確保するために、生物製剤基準は製造のプロセスを規定している。そのプロセスの途中で区切って製造することを前提としていないので、製造を途中から他に委託することは許されない。製造のプロセスを途中で切るということは、生物製剤の概念を変えることになる。不可能ではないかもしれないが、少なくとも基準の大原則を変えるのには時間がかかるだろうと思われた。

日赤はその当時、「愛の献血」というキャンペーンを展開していた。ところが、試薬の作製等のために期限切れの血液の一部を企業に売却していた。そこを突かれて「愛の献血が売られている」とジャーナリストに批判されていた。日赤の組織のトップには菊の御紋章がついているから、日赤はこの手の批判にきわめて敏感になっていた。

当時、濃縮製剤のライセンスを持っていた企業はミドリ十字と日本製薬、熊本の公益法人の化血研（化学及血清療法研究所）だった。日赤は民間企業のミドリ十字に製造委託することを極度に嫌った。そこで、公益法人なら可能ではないかと考えて化血研に打診してみたが、しばらくして断りの返事が来た。

この間に、私は日赤にも何回か足を運んで委託製造ができないかと話し合いをした。委託製造は日赤の血液事業の経営にも大きな影響があるので、上司に相談するようにと田中明事業部長から言われた。そこで副社長に会いに行って、四〇〇㎖献血、成分献血、委託製造の必要性など、いろいろと事情を説明した。

反応はきわめて否定的であった。日赤は献血率が低下することを極度に心配していた。

加熱製剤について——加熱よりワクチンだった

すでに述べたように、加熱製剤はＢ型肝炎対策としてアメリカの企業によって開発されたものである。つまり、濃縮製剤は製造の過程で何千人もの人々の血漿を一つの窯に入れて、坑血友病因子を化学薬品を使って分離していく。生物製剤は純化できないので、いろいろなものが混ざっている。なかでも問題だったのはＢ型肝炎ウイルスだった。濃縮製剤はまさに素晴らしい治療技術の進歩だったが、最大の欠点はＢ型肝炎がほとんど避けられなかったことだった。Ｂ型肝炎でも肝硬変や肝細胞がんになる人がいることは知られていた。また、稀ではあったが、劇症の場合は命を落とす危険があった。しかし、一度罹ったことなどからすでに抗体を持っている人にはその心配はなかったので、治療医も患者も肝炎に罹る危険を覚悟の上で濃縮製剤を選択していた。血友病患者にとって濃縮製剤はまさに夢のような製剤だったのである。

アメリカのＢ型肝炎対策は、加熱してウイルスを殺そうという方法だった。一九八三年三月、アメリカの血液製剤企業はこの加熱処理した製剤の製造承認を得た。

ＦＤＡはエイズの心配が出てきた後も、生物製剤基準を変更する必要はないとしていたが、五月にはアメリカ政府の医師のトップの保健次官補ブラント博士（Edward N. Brandt, Jr.）が、加熱製剤はエイズ対策にもなるかもしれない、という期待を表明した。

アメリカの企業から、厚生省の生物製剤課にも加熱製剤の申請の仕方について問い合わせが来ていた。また、第一回の研究班会議でも加熱製剤のことは話題に出た。しかし、日本では加熱製剤の導入を逡巡させる様々な理由があった。

第一の理由は、抗血友病因子の確保については、世界中の国々が自給自足の努力をしている中で、九五パーセントを輸入に頼っている日本が輸入量を三倍に増やすことは考えられないことだった。一九七五年のWHOの決定に従って、各国は自国の患者を治療するのに必要な血液凝固因子を確保することを目標として献血の推進に努力をしていた。濃縮製剤はできるだけ夾雑物を除いて抗血友病因子を濃縮するのだが、その濃縮の過程で因子の九〇パーセントを捨てる結果になる。濃縮製剤を加熱して活性が三分の一になるとすれば、輸入量を三倍に増やさなければならない。日本は世界の血液資源のすでに三分の一を消費している大量消費国として、非難されていた。

第二の理由は、日本では、B型肝炎対策としては、ワクチンの開発がほぼ完成していた。ワクチンも生物製剤課の所管事項であったので、製造承認を急いでいて、承認直前だった。日本ではB型肝炎ウイルスに対する抗体陽性者の割合が高い。献血された血液を検査して、B型肝炎抗体が陽性の血液はそのまま廃棄していた。それを、ワクチンに使おうという考えである。アメリカは陽性者が少ないので、この方法はうまくいかなかったようだ。

私はワクチンの製造現場も見に行った。ウイルスを殺菌するために興味深い技術が使われていたので印象が深く、今でもよく覚えている。

ウイルスは紫外線に弱い。殺菌に使いたいのだが、紫外線による殺菌法の欠点は、日焼け止めクリームのような薄い膜でも遮断されてしまって液体の中まで到達しないことである。そこでその企業が考案した装置は、回転する円筒の中央に強力な紫外線を出す光源を置き、その円筒を回転させて、その円筒の内側の一番上の部分から少しずつワクチンの原料を流す。そうすると、ワクチンは液体だから重さで流れ落ちるが、遠心力が働いて薄い膜になって流れ落ちる。その間に紫外線による殺菌ができるというわけである。

このワクチンさえ接種すれば、B型肝炎に抗体を持っていない患者も肝炎になる心配はなくなる。B型肝炎対策としては、わざわざ加熱して因子を無駄にする必要はない。

一九八二年の年末、次年度の予算編成の作業中に、公衆衛生局の母子保健課から、来年度に母子保健課としてB型肝炎ワクチンの予防接種の予算化をしてもよいかと問い合わせがあり、ゴーサインを出した。

第三の理由は、いわゆるインヒビターが増加する可能性があるということだった。インヒビターとは、血友病で投与する凝固因子の働きを中和する抗体で、この抗体が一度できてしまうと大変厄介で、その因子をいくら補充しても効果が得られなくなってしまう。加熱によってウイルスが不活化するのは、何らかのタンパクの変性があるからである。タンパクに変性が起これば、抗原性が増大する可能性があり、インヒビターができやすくなるのではないかという心配があった。

第四の理由は、価格の問題である。活性が三分の一になれば、単純に考えても原料価格は三倍になるから製剤の価格も極端に上がる。

そこへ、トラベノール社から「乾燥加熱」の話が持ち込まれた。この製剤は濃縮製剤にある物質を加えて乾燥したまま加熱することによって、活性は二五パーセント程度しか失われない。価格も現状のままでよい、という提案だった。

これはこれまでの加熱の概念を変える話であり、日本にとってはきわめて重要だと思ったので、担当者から直接話を聞きたいとお願いした。庁内の会議室ではなく、外部の会議室を借りて、アメリカ本社の担当者から説明を聞いた。内容は、チンパンジーに、①製剤にB型肝炎ウイルスを大量に混ぜて加熱して、その製剤を注射するとB型肝炎になる。しかし、②通常混入する程度の量のウイルスを混ぜて加熱した場合には、肝炎は発症しないという説明であった。

しかし、小さな肝障害を示す酵素値の上昇が記録されていた。同席した専門家に聞くと「この程度ならいいだろう」とのことだったが、「完全な技術ではないな」というのが私の印象だった。[47]

また、ある物質を加えて加熱することで失活を抑えられるということだったので、その物質が何であるかを尋ねたが、それは企業秘密だと教えてもらえなかった。

私にとってこれは大きなニュースだった。なぜなら濃縮製剤の輸入を極端に増やさなくてもよいということだったからである。

その後、ドイツのヘキスト社からも加熱製剤の説明を聞いた。これは液状加熱[48]だった。その殺菌効果の証明には、チンパンジーは使ってはいなかったが、熱に弱いウイルスから強いウイルスまでを順番に並べて、その加熱方法ならすべてのウイルスを不活化できる、という方法だった。ドイツらしい体系的で理論的な方法で、信頼できると思った。しかし、活性は三分の一になるので、価格も高くなるとの説明であった。私は、加熱の方法にもいろいろな方法がありえるのだ、と受け取った。

一方、アメリカの血友病患者のエイズ感染者数は増加し、一九八三年の秋ごろには二〇名を超えようとしていた。私は、もしエイズの病原体がレトロウイルスなら、熱にはさほど強くはないだろうし、加熱ができれば生物製剤課としてのエイズ対策は終わるだろうと思っていた。

しかし、行政の手続き上の問題が残っていた。もし加熱するとすれば、生物製剤基準の変更になる。また、製造承認の手続きに不可欠の治験の具体的な基準が決められていなかったのである。加熱製剤の場合は何を基準値として見たらよいのか、そのためには症例を何例集めなければならないのかも規定がなかったのである。

さらに臨床治験をすることになると、大変な時間がかかってしまう。というのも、薬剤の製造承認を得るためには、実験室での検査の後、実際にヒトを対象として有効性と安全性を証明しなければならない。この臨床治験は三つの段階に分かれている。第一相は毒性試験、第二相は用法容量の決定、第三相が患者に対する有効性と安全性の証明である。

加熱製剤については、第一相試験の毒性試験をやるべきかどうかにも異論があり、かなり前から検討されてはきたが、最終的な結論が出ていなかった。新しい薬剤は臨床治験をすることが大

47　一九八八年、この殺菌方法、つまり六〇度三〇時間加熱処理された製法のみを投与された血友病患者一八人がＨＩＶ感染していることが判明した。後に、この話を聞いて、データは正直だと思った。その後、六八度七二時間加熱などの技術改良が進められた。完全に感染の危険性がなくなったのは一九九三年にＤＮＡ組み換え製品ができてからである（Institute of Medicine, Committee to Study HIV Transmission Through Blood and Blood Products, ***HIV and the Blood Supply: An Analysis of Crisis Decisionmaking***, National Academy Press, 1995. 米国医学研究所編、清水勝・新美育文監訳『ＨＩＶと血液供給――危機における意思決定の分析』日本評論社、一九九八年、一〇八－一〇九頁）。

48　液体の状態で加熱したほうが殺菌効果は高い。

原則だが、①坑血友病因子はもともと人間の体内にあるものなのだから、一度体外に取り出すとはいえ、毒性試験まではいらないのではないか、②毒性試験は、毒性がないことを示すために健康な人を対象に投与するので、生物製剤の場合は被験者に感染を起こす可能性を除外できないからやるべきではない、という意見が未整理のまま残っていた。

治験の目的は薬物の有効性と安全性を評価することである。しかし、因子の機能はわかっている。そこで、いずれ決めなければならないのなら早くやろう、早く制度の整備をして、周知しようと決めた。

まず、第一相については、薬事審議会の委員の意見を聞き、毒性試験は不要という結論を得た。治験は、有効性・安全性の評価ではなく、加熱製剤は、それが非加熱製剤と「効果において同等である」ことを証明すればよいことにした。重要なのは、活性のピーク値と半減期なので、二施設四〇例以上と決めた。つまり、因子を注射すると、血中の濃度は高まるが、その後次第に下がっていく。その一番高い活性のピーク値、これが加熱製剤でも非加熱製剤と同等に得られることが重要である。また、せっかく活性が高まっても、すぐ低下してしまったら意味がないので、活性が低下していってピーク値の半分になるまでの時間を測ることとした。

ただ、インヒビターの発生が増加しないか、という点に関しては、頻度が低いものだから治験をしても確たる結論は出ないだろうから、それを代替するものとして、大きな物理的な構造の変化が起こっていないというデータがあればよいことにしよう、ということにした。(49)

課内での検討を経て、一九八三年一一月に直接関係する企業に集まってもらって説明会を開いた。間もなく、各社が加熱製剤申請のために取り組みを始めたという情報を聞いた。

病原体の同定

アメリカのNIHが「エイズの本体を突き止めたので記者発表をする」とのニュースが伝わってきた。一九八四年四月二三日の発表をテレビで見た。NIHのガロ博士がヘックラー長官とともに会見して、ついにエイズウイルスを同定したと発表した。エイズの病原体は、以前に発表したHTLV-IではなくHTLV-Ⅲだと言った。

発表を聞いて、私にはなんの感動も衝撃もなかった。その時、私が思ったのは、HTLV-Iは白血病を起こすのだからエイズの症状とは違うと思っていたので、「やっぱりそうだったのか」、しかし同じ種類のウイルスなのだなと思った。また、エイズウイルスにしかない特異的な抗原が

49　一九九二年、ウイルス不活化製剤はインヒビターの発生率を高めることが報告された（前掲47、『HIVと血液供給』、一九九八年、一〇九頁）。

取り出せたのであれば、これで検査試薬が開発され、いずれその製造承認申請が出てきて、広く手に入るようになるから、感染の有無、その時期、潜伏期間、発症率などが次第にわかるようになるだろうと思った。

ガロらの正式な論文は一九八四年五月の『サイエンス』誌に掲載された[50]。それによると、エイズの病原体は、彼らが過去に発見したＨＴＬＶの変異株であり、その名称をＨＴＬＶ－Ⅲと命名した、エイズウイルスに特異的なタンパクを取り出しエイズウイルス抗体を検出する検査法を確立した、というものであった。論文ではまた、ＨＴＬＶ－Ⅲは細胞のがん化するＨＴＬＶ－Ⅰと違って、細胞を殺してしまう性質があるという。

この発表のあった直後に、私は生物製剤課から公衆衛生局の健康増進栄養課長に異動になった。世界の多くの研究者の間では、このころから、ＮＩＨとフランスのパスツール研究の取り出したウイルスは同じものではないかという考えが広がったようだ。それを結論づけたのは、一九八四年の暮れごろから複数の研究所で行われたＤＮＡの塩基配列の解析結果である。その結果は、ガロたちが調べていたウイルスは、モンタニエのウイルスと全く同じものだったのである。その検査法の特許権をめぐっては、ＮＩＨとパスツール研究所との間に難しい優先権の争いがあり、一九八七年にアメリカのレーガン大統領とフランスのシラク大統領の間での政治決着となった[51]。

それはともかくとして、この二つの研究機関の争いで重要な点は、ガロ博士らはウイルスの種類をHTLVの変異種と考えていたが、これは間違いだったということである。フランスのパスツール研究所側は、早い時期からヒトで初めて経験するレンチウイルスだろうと考えていた。[52] それがやっとこのDNAの解析でレンチウイルスであることがはっきりしたということである。

私は後任の松村明仁課長には、濃縮製剤については加熱製剤を開発することに踏み切ってしまったので、「生物製剤課としてのエイズ対策は打つ手はすべて打った。今後の課題は、血液事業の構造的な問題を解決して、日本人の献血から濃縮製剤を作ることだ」と引き継いだ。その後のエイズ対策は公衆衛生局保健情報課の本来業務として行われるようになっていった。

---

50 Popovic, M., Gallo, R. C., et al., Detection, isolation, and continuous production of cytopathic retroviruses (HTLV-III) from patients with AIDS and pre-AIDS, ***Science***, 224(4 May): 497-500, 1984、その他三論文。

51 Montagnier, L., ***Des Virus et Des Hommes***, Odile Jacob, 1994. リュック・モンタニエ著、小野克彦訳『エイズウイルスと人間の未来』紀伊國屋書店、一九九八年、一〇〇頁。

52 レンチウイルスはレトロウイルス科（retrovirus）に属する。HTLVはオンコウイルスに分類され、リンパ球をがん化させるが、レンチウイルスは細胞を殺してしまう。ウマやヒツジに貧血を起こすウイルスとして知られていた。

【レトロウイルスの種類】

一　スプマウイルス亜科

細胞を培養すると泡状（spuma）の細胞変性効果が見られることから名づけられたウイルス。病原性は不明。

二　レンチウイルス亜科

発病までの進行がゆっくり（lente）であることを意味するウイルス。サルやネコの免疫不全やウマでは貧血を起こす。ＨＩＶはこれに属する。

三　オンコウイルス亜科

腫瘍（onc）を引き起こすウイルス。ＨＴＬＶ－Ｉはこれに属する。

四　オルソレトロウイルス亜科

ヒトに対する病原性はない。

第二章

研究の進歩と知見の変化

その後の急速な研究の進歩

私が生物製剤課長の時代、つまり一九八二年の夏から一九八四年の夏までの間、エイズに関する基礎医学的な論文は、一九八三年五月のガロとモンタニエらのものと、一九八四年五月のガロらの『サイエンス』誌の四論文ぐらいで、他の多くの論文は臨床的な報告などがほとんどだったので、その原因については混沌(こんとん)としていた。しかし、その後の約一年間、すなわち一九八四年から一九八五年までの期間は、エイズ研究がかなり進んで、エイズに関する理解も変化していった重要な時期である。

私は一九八四年の七月に生物製剤課長から公衆衛生局の健康増進栄養課に異動になった。その所管には、栄養行政だけではなく、これまでは健診中心の予防行政を健康増進に方向転換をしなければならないという仕事や、「たばこ」対策という大問題が含まれていたので、私はそれらの仕事に全力を投入した。だから、エイズについて、何もフォローをしておらず、その後の研究の進歩などについてはほとんど何も知らなかった。

きわめてアイロニカルなことではあるが、日本ではエイズ問題については、誰も検証をしていないので、安部英(たけし)医師の判決文がこの期間のエイズに関する知見の進歩に関する唯一の、しかも詳細な分析である。

その進歩についてここで何も書かないまま、エイズ問題から何を学ぶべきかなどを論ずるのは、いかにも不十分の感をまぬがれない。それゆえここでは、安部英医師の判決文をもとにして、その間のエイズ研究や知見の変化について述べる[53]。

安部医師の裁判

一九八五年の五月ごろ、帝京大学の外来担当医が手首関節の出血で来院した血友病患者に対して非加熱濃縮製剤を投与したことが原因で患者がエイズで死亡したことについて、安部医師は投与を回避すべき責任があり、刑事罰「業務上過失致死」にあたるとして起訴され、裁判となった。

裁判は五年におよび、検察側からはそれまでの医学的な論文や資料や多くの関係者の証言が提示され、弁護側からもそれらに反論する証言や資料などが提出された。私自身もその双方から証人として証言を求められた。

二〇〇一年三月二八日に判決が下された。判決は無罪だった。三六六ページにわたる判決文で

53　判決文は年号で記載されているが、西暦表示に置き換えた。また、かな漢字表記等、本文に合わせて変更している。

は、判事の一人の上田哲氏が医学部出身でもあったことから、医学論文を正確に読み、また証言者の証言と証言者自身が当時あるいはそれ以降に書いた論文などの内容とを比較して、証言の信頼性を確かめていて、きわめて詳細で公平な信頼性の高いものであった。

判決文は三六六ページ中の二〇〇ページ以上が、その当時（一九八五年五月ごろ）までのエイズ研究とその進歩など、医学的知見に関する記述である。その内容はかなり医学的かつ技術的な内容なので、ある程度の医学知識を持つ人でないと読みきれないだろう。実際にはほとんど読まれていないのではないだろうか。

現代人文社から安部医師の裁判に関する『安部英医師「薬害エイズ」事件の真実――誤った責任追及の構図』（武藤春光・弘中惇一郎編著）が出版されるとき、私も少しお手伝いさせていただいたので、あの判決文をぜひ巻末にＣＤ－ＲＯＭとしてつけてほしいとお願いして、それが実現した。

そこで、その判決文をもとにしながら、その後のエイズ研究の状況を要約して紹介したい。以下、私の記述に疑問があれば、ぜひ判決文や引用文献を参照してほしい。

判決に対して検察側は控訴し、裁判は継続したが、安部医師が亡くなられたので、裁判は中止となった。したがって、厳密には、裁判では決着はついていないと言うべきかもしれない。しかし、その大筋は揺るがないと思われる。そしておそらく多くの人々の理解とは大きく異なっているだろう。

ここからは、読者はぜひとも予見を捨てて、「無知のベール」を透して読んでほしい。

起訴の内容——罪名は「業務上過失致死」（一九九六年九月一八日）

起訴状の内容[54]

被告人は当時帝京大学病院の第一内科の長として、血友病の治療の方針を定め、同内科の医師らに指示して、血友病患者に対する危害の発生を未然に防止する立場にあった。一九八四年五月にはアメリカのＮＩＨのガロ博士によりエイズの病原体が同定され、エイズが血液などを媒介とする感染症であることなどが判明し、抗体検査による感染の有無の判定が可能となった。一九八四年にはＮＩＨに依頼した帝京大学病院を受診中の患者の四八名中二三名が

54　傍点は筆者。

エイズウイルスに感染していることが判明し、患者数、発症率、死亡率が高まりつつあった。患者で検査陽性だった者の内、二名が一一月までに死亡しており、アメリカ産の非加熱製剤の投与を継続すればエイズにより死亡させる危険を予見できたし、出血が生命に対する切迫する危険がないものである時にはエイズに感染する危険がないクリオ製剤による治療などで対処できたのであるから、非加熱製剤の投与を控えさせるべき注意義務があったのにそれを怠った。そのため、一九八五年五月一二日から六月七日までの間に、手首関節内の出血で来院した患者Ｍに非加熱製剤を投与し、エイズを発症し（一九九一年一二月二八日に）死亡させた。

検察の起訴内容の骨子は以下のとおりである。

① 一九八四年五月のガロらの論文で、エイズの病原体が確定した。

② 帝京大学病院を受診中の四八名の血液をＮＩＨに送って抗体検査してもらった結果、二三名がエイズウイルスに感染していることが判明した。

③ 被告人は、非加熱製剤を使わないように指示する立場にいたにもかかわらず、そのように

指示しなかったことは、注意義務を怠った。

無罪の判決が出た翌日の新聞には、「『なぜだ』無念の傍聴席」、「市民の感覚から離れた司法」などといった見出しが躍った。

詳細については、前述の『安部英医師「薬害エイズ」事件の真実――誤った責任追及の構図』を参照してほしい。さらに詳しくは、その巻末に判決文のＣＤ－ＲＯＭが添付されているので、それらを参照してほしい。

エイズウイルスの同定

当然のことだが、まず、エイズという病気の原因は何かが決定されることがすべての前提となるので、裁判ではいつエイズの原因ウイルスがわかったか（同定されたか）が争点となった。

エイズの病原体は何なのかということに関する最初の基礎的な研究論文は、一九八三年五月二〇日号の『サイエンス』に載ったガロとモンタニエらの二つの論文であったことは先に述べたとおりである。部外者にはほとんど知られていなかったが、それ以後、二つの研究所の間では、熾烈（しれつ）な研究の先陣争いが展開されていったのである。その様子についてはモンタニエ自身の著書が出版され、日本語にも訳されているので、それを参照してほしい。[55]

一年後の一九八四年五月の『サイエンス』に、ガロらの四論文が掲載された。この四本の論文は検察側がこれで病原体が同定されたとした重要な論文である。

ガロのこれらの論文のポイントは、エイズの病原体は、それまではHTLV－Ⅰと言ってきたが、正しくはHTLV[56]の変種のHTLV－Ⅲである、ということだった。

・第一論文では、エイズ患者から複数回ウイルスが分離され、それらがT4リンパ球に親和性があり、HTLVと共通する特徴を持っている。しかし、HTLV－Ⅰと異なり細胞傷害性[57]など、異なる点があることなどから、エイズの病原体はHTLV－Ⅰではなく、その変種のウイルスである。エイズ患者の血清がLAV[58]よりもこのウイルスに高頻度で反応した。

・第二論文では、電子顕微鏡の写真や逆転写酵素[59]の性質がHTLVに似ている。

・第三論文では、HTLV－Ⅲの抗原と、HTLV－ⅠおよびHTLV－Ⅱ[60]の抗原は共通なものと、HTLV－Ⅲにしかないもの（特異的なもの）があるので、これらは同一の科のウイルスの変異株である。

・第四論文では、エイズ患者の四九名中四三名がHTLV－Ⅲの抗原に対する抗体を持っていたが、同性愛でない人の一六四名中で抗体を持っていたのは一名だけだった。

以上のことから、このＨＴＬＶ－Ⅲがエイズの主な原因であることを示唆するとした。

55　Montagnier, L., ***Des Virus et Des Hommes,*** Odile Jacob, 1944. 前掲51、モンタニエ著、小野克彦訳『エイズウイルスと人間の未来』、一九九八年、第二章「赤いノート――ある発見の物語」に詳しい。

56　HTLV: Human T-cell Lymphoma Virus. 成人T細胞白血病の意味。このウイルスを発見したのは日本人、日沼頼夫氏で、ＡＴＬＶ（Adult T-cell Lymphoma Virus）と命名した。ところが、ガロが勝手にＨＴＬＶという名称にしてしまったとも言われている。カルパス（A. Karpas）教授（University of Cambridge Clinical School, Department of Haematological Medicine）から『ネイチャー』(Nature) 誌の編集長マドックス（J. Maddox）氏への手紙（一九八六年五月一九日、六月二七日、八月八日）。同氏の八月八日の手紙はガロからの弁明の手紙への再反論である。カルパス博士はガロらの間違った多くの論文を再現しようとして、多くの無駄な時間を浪費させられたという。ガロに対するジャーナリストからの批判は、Crewdson, J., The Great AIDS Quest, ***Chicago Tribune,*** 19 November, Section 5, 1-16, 1989. ジョン・クルードソン著、小野克彦訳『エイズ疑惑』紀伊國屋書店、一九九一年、参照。

57　つまり、ＨＴＬＶ－Ⅰは T 細胞を腫瘍化するが、このウイルスは T 細胞を殺してしまう。

58　一九八三年にモンタニエらがエイズ患者と思われる患者のリンパ節からウイルスを分離し、ＬＡＶ（Lymphadenopathy-Associated Virus）と命名した。

59　ＨＴＬＶは殻をかぶったウイルス粒子で、その中にはＲＮＡと逆転写酵素というものを含んでいる。この酵素は、ウイルスが細胞に侵入すると、細胞の核の中にあるウイルスのＲＮＡを細胞のＤＮＡの中に組み込む役割を果たす。普通の細胞ではＤＮＡがコピーのもとになっていろいろなタンパク質などを合成するのだが、この種のレトロウイルスでは、この酵素が逆の方向に作用するので、その名がある。ウイルスは自分では分裂できないが、細胞が分裂する仕組みを使って自分も増殖していく。時期が来ると、ウイルスは細胞膜から発芽していく。

60　ＨＴＬＶ－Ⅱは病原性が低く、ヒトに病気は起こさない。

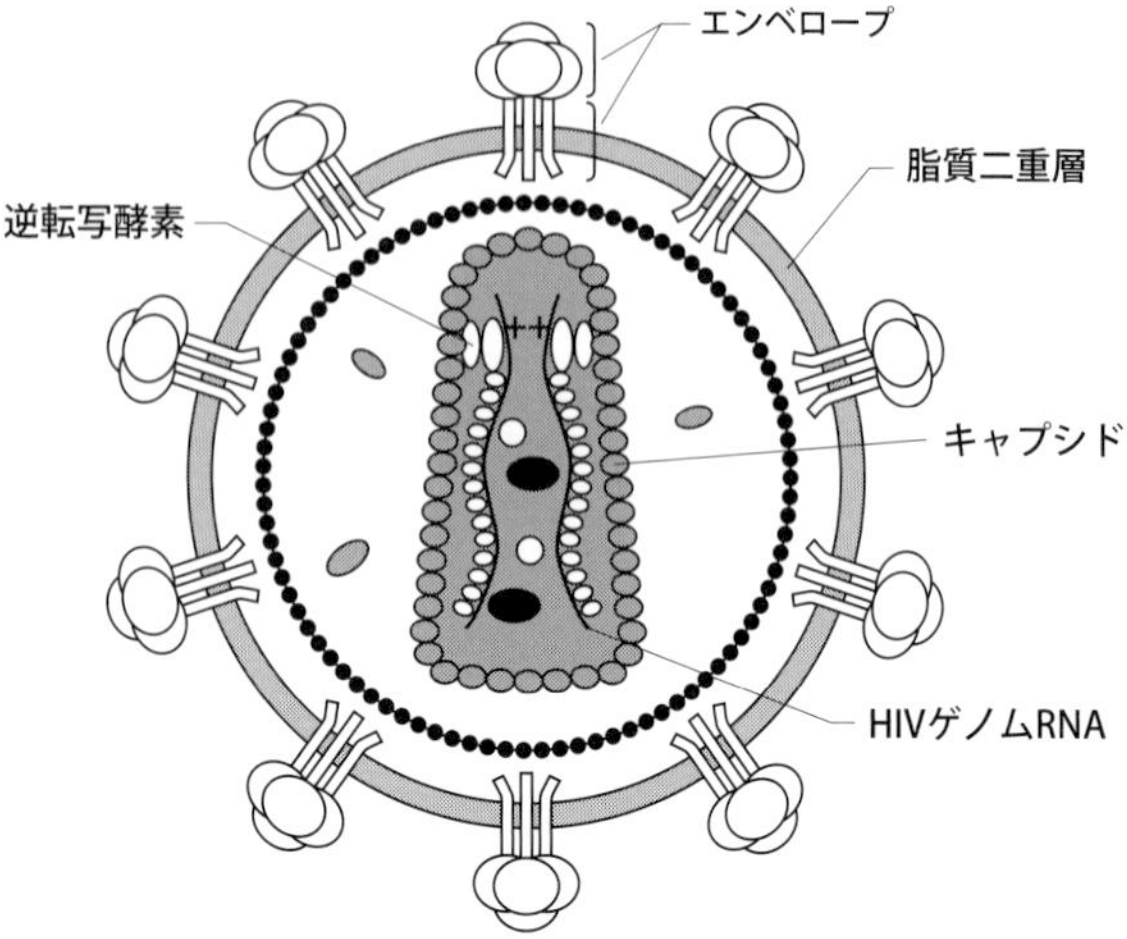

HIVの構造

（国立感染症研究所「感染症発生動向調査週報」2000年第22週（5月29日～6月4日）、図2をもとに作図）

モンタニエらは、一九八三年九月一五日に開催されたコールド・スプリング・ハーバー研究所（Cold Spring Harbor Laboratory）でのセミナーや、一九八四年の『サイエンス』や『ランセット』に掲載した論文などで、電子顕微鏡写真で見た形をはじめとして、その生物学的な特徴から、エイズの原因ウイルスはＬＡＶだと主張し続けた[61]。

一九八四年九月一日～七日に仙台市で開催された国際ウイルス学会では、ＮＩＨとパスツール研究所から異なる見解が報告された。

一九八四年一一月一三日～一五日に東京で開催された高松宮妃癌研究基金第一五回国際シンポジウムでは、ガロとモンタニエの両者が講演した。その中で、ガロはHTLV－Ⅲを主張し、モンタニエは、LAVだと主張し、それはHTLVではなく、レンチウイルスだと論じた。

そのころから、研究者の間では、LAVとHTLV－Ⅲが同じウイルスではないかという疑問が浮上してきた。その疑問に答えるために、DNAの塩基配列の分析[62]が複数の研究所で急ピッチで行われた。モンタニエらの分析結果は一九八五年のはじめに『セル』[63]に、ガロらの分析結果は数日後の『ネイチャー』に掲載された。[64]それらの結果から、ガロのHTLV－Ⅲとモンタニエらの二つのウイルスは「全く同じもの」であることがわかった。

このウイルスは、ガロが主張してきたHTLVではなく、パスツール研究所のモンタニエが主張してきたとおり、レンチウイルスという種類であることが決定的になった。ガロは間違っていたのである。

そこで、一九八六年五月、ウイルス分類国際委員会レトロウイルス小委員会がエイズウイルス

61　この辺の事情は、前掲55、Montagnier, L.（1994）に詳しい。
62　最近、犯罪の捜査で使われているいわゆるDNA鑑定と同じ手法だと考えればよい。
63　モンタニエらの結果は、一九八五年一月号に掲載された。Wain-Hobson, S., et al., Nucleotide sequence of the AIDS virus, LAV, *Cell*, 40(1): 9-17, 1985.
64　Ratner, L., Gallo, R. C., et al., Complete nucleotide sequence of the AIDS virus, HTLV-III, *Nature*, 313: 277-284, 1985.

の呼称をＨＩＶ（Human Immunodeficiency Virus）と統一することを決定した。

（＊本書でも、以下は原則としてＨＩＶと呼ぶ。）

その当時、レンチウイルスというものを知っていた人がどれだけいたであろうか。ガロでさえ知らなかったのである。ましてや、血友病の臨床医などは知るよしもなかった。ガロは自分が招待した一九八三年九月のコールド・スプリング・ハーバー研究所のセミナーで、モンタニエらが発表した写真を見て間もないころ、友人への手紙の中で「モンタニエの示したウイルスは見たことがない」と言っていたという[65]。

後日談であるが、ＮＩＨの調査委員会の調査の結果、ガロらが同定したと主張したＨＴＬＶ－Ⅲというウイルスは、モンタニエが研究のためにガロに提供したウイルス「そのもの」であることがわかったのである。これが、偶然に起こったことなのか、故意だったのか、最終的な決着はついていない。二〇〇八年のノーベル生理学・医学賞はモンタニエ博士とシヌシ博士に授与され、ガロはそれを逃しただけではなく、共同受賞者にも選ばれなかった。

抗体陽性は何を意味するか

裁判の次の争点は、抗体が陽性であることは何を意味するのかという点であった。検察側は、帝京大学からガロらに検査を依頼して返されてきた結果が、四八名中二三名が陽性だったことはＨＩＶに感染していることを示していて、当然危険が予見できたのだから、治療法を変えるべきだった、と主張した。

抗体が陽性であるということは、抗原が少なくとも一度は体内に入ったことを意味する。通常は、抗体があればその病気に罹ることを防ぐことができる。例えば、予防接種は、死菌の一部や弱毒化した菌を注射して、人体に抗体を作らせることによって、その人を感染から守ろうというものである。だから、はしかの抗体を持っている人ははしかには罹らないということを意味する。ただ、予防接種をしても、ウイルスのどの部分に対して抗体ができているのかは必ずしもはっきりしない。

ＨＩＶの場合も、例えば濃縮製剤を製造するには、まず血漿（けっしょう）を冷凍し、多くの人の血漿を窯に入れて溶かして、さらにアルコールなどの薬剤を使って分離し濃縮していく。したがって、この過程で、ＨＩＶが壊れて、そのいろいろな部分が製剤に含まれていれば、それらに対して抗体が生じている可能性があった。

65　ケンブリッジ大学のカルパス教授から『ネイチャー』誌の編集長マドックス氏への手紙の中で、ガロがダインハート（F. Deinhardt）宛てに書いた手紙（一九八三年九月二七日）として引用されている。

また、ＡＴＬＶつまりガロのいうＨＴＬＶ－Ｉは、血漿を凍らせると輸血しても感染は起こらないというデータもあった。(66)つまり、抗体を持っている人が、体内にウイルスを持っている、感染していることを必ずしも意味するわけではない。かえって、抗体を持っている人はＨＩＶに感染することを予防している可能性もあると考えられていたのである。

一九八四年、ガロらは、『サイエンス』の論文で、エイズの原因ウイルスはＨＴＬＶ－Ｉではなく ＨＴＬＶ－Ⅲであり、その特異的な抗原を取り出したので、これで確定診断ができるようになると主張した。しかし、抗体陽性がＨＩＶ保菌者でもあることを確定するためには、まず抗体陽性者から間違いなくウイルスが分離されなければならない。

検察側からは、抗体陽性者からは高率でエイズの「発症者」が出るという論文が示された。(67)この論文は「抗体陽性者からのエイズ発症率が高い」ことの根拠となった唯一の原著論文である。

しかし、この論文の内容は、一九八二年の六月の四日間にニューヨークのマンハッタンにある診療所の一人の内科医を受診した男性同性愛者六七名の患者を二年間にわたって追跡した結果、一年間の発症率にして一三・一パーセントと高率だったというものである。これらの患者は、内科医を受診した患者なのだから、すでに何らかの症状があったために受診した可能性があり、その場合の発症率は高くなるのは当然である。

一方、一九八四年一〇月の『ＭＭＷＲ』誌は、アメリカにおける血友病患者のうち、第Ⅷ因子の濃縮製剤の投与を受けた人の三九パーセントが抗体陽性だったと報告した。そのころまでの血友病患者の累積発症者数は五二例だったので、アメリカの血友病患者数を約一万五〇〇〇人だとすると、その発症率は〇・三パーセント程度だったということになる。

問題はこのようなことがわかっていた、あるいはこれだけしかわかっていなかった状況で、当時「夢のようだ」と患者にも医師にも歓迎されていた濃縮製剤を諦めるべきだったかどうか、ということである。

判決文は、抗体陽性であることが一体何を意味するのかについて、次の四つの意味がありえると整理して、詳細に分析している。すなわち、

① 抗体陽性者はエイズ原因ウイルスの保菌者である（第一の意味）。

② 持続感染者である（第二の意味）。

66 第一回研究班会議での大河内先生の発言。

67 Goedert, J. J. and Gallo, R. C., et al., Determinants of retrovirus (HTLV-III) antibody and immunodeficiency conditions in homosexual men, *Lancet*, 324(8405): 711-716, 1984.

③ 予防効果を持っている（第三の意味）。

④ 陽性者は将来発症するとして、その発症率はどの程度か（第四の意味）。

第一の意味は明らかである。第二の持続感染者であるということは、ＨＴＬＶ－Ｉ（すなわちＡＴＬＶ）の場合のように、一生発症しない人という意味である。発症しない割合は、一から発症率を引いたものだから、実質は発症率、つまり本質的には第四の意味と同じである。

ガロらのテレビでの発表の直後に、アメリカ大使館の科学技術の担当者から当時の生物製剤課長の私宛てに親書が届いた。「エイズの血液検査ができるようになったので日本でも検査をしませんか」とあったので、すぐその手紙を研究班長の安部医師にお渡しした。安部医師は早速ＮＩＨのガロに検査を依頼した。

結果は、四八人中二三人が抗体陽性であるとの返事を得たとのことだった。(68) しかし、抗体陽性者が保菌者である（第一の意味）と断定できなかったことは明らかである。つまり、ワクチンの接種によって抗体を持った人はそのウイルスに感染しないのと同様に、抗体を持っていることがウイルスの感染を防いでいる可能性もありえると思われていた（第三の意味）。

男性同性愛者の抗体陽性者からのエイズ発症率に比べて、血友病患者で抗体陽性者からの発症者の割合がはるかに低かった。[69] その理由は製剤の過程でウイルスが壊れているからではないかと考えられていた。しかし、当時、濃縮製剤で感染したと思われるエイズ発症例が報告されていたので、感染する可能性は否定できなかった。[70]

潜伏期間の推定

潜伏期間がわかるためには病原体がわかって、それが診断できることが前提となる。その上で、いつ感染したかがわかって、発症した時がわからなければ、潜伏期間は正確には計算できない。例えばエボラ出血熱の場合は三週間以内に発症するので、それだけの期間観察すればよいが、発症するまでの期間が長い場合には、発症することを見とどけなければならないので、その潜伏期間を計算することはきわめて難しい。潜伏期間が長い場合には、当然感染した人のほとんどが

---

68 その結果が届いたのは、一九八四年七月に私がすでに課長を離任してから後のことであった。

69 アメリカの血友病患者の推計は一万五〇〇〇として累計五二名は〇・三パーセント、抗体陽性者が七〇パーセントだと、約一万人中五二名だから、陽性者の〇・五パーセントということになる（『ＭＭＷＲ』一九八四年一〇月二六日）。

70 このことがわかったのは、第一回投与後のことである。判決文、九二頁。エバット（B. Evatt）博士の論文（***Blood,*** 65(6). June 1985）を引用している。

発症するのを見とどけるには長い時間がかかることになる。ＨＴＬＶ－Ⅰのように生涯発症しない人がいる場合にはさらに難しくなる。[71]

実際、ＨＩＶの潜伏期間は、当初は数か月かという推定もあったが、だんだん延びて、第四回国際血友病治療学シンポジウムで、ＣＤＣのエバット博士は「多分四年ないし五年だろう」と発言したとされているが、根拠は示されなかったという。[72]

証言から——シヌシ博士の証言

検察は、「ＨＴＬＶ－Ⅲ（ＬＡＶ）の感染を受けた個体では、免疫応答によってウイルスが排除されず、抗体とウイルスが共存し、同抗体陽性者がその体内に感染性のあるウイルスを保有している」と主張した。しかし、当時のエイズウイルスに関する認識については、ＨＩＶの研究でノーベル賞を受賞したシヌシ博士が日本の法廷で証言していた。

シヌシ博士を証人として呼んだのは、私の後任者の松村明仁氏である。[73]博士が松村氏の法廷で証言した時、「同様の内容は日本の当局にすでに話している」と言ったことを、傍聴していた安部医師の弁護人の弘中惇一郎氏が聴いていた。そこで、弘中氏が検察に対して証拠の提出を請求すると、検察はすでにシヌシ博士を尋問していて、その証言が提出されてきた。[74]シヌシ博士の証言は検察側に不利な証言だったので、それまで隠されていたのである。その内容は重要な証言として安部英医師の判決にも引用された[75]。

シヌシ博士は一九七五年ごろからレトロウイルスの研究を行い、モンタニエ博士のもとでエイズウイルスの研究に従事し、後にモンタニエ博士と共にノーベル賞を受賞した。その証言もきわめて正確で簡潔に要約された内容なので、少し長くなるが、引用する[76]。

シヌシ博士は、まず「日本における非加熱製剤による血友病患者らの大量ウイルス感染の問題

71　ＨＴＬＶ－Ｉの場合は四〇歳以降で年間キャリアの人一〇〇〇人の中で一人が発病すると言われている。生涯発症率五パーセントで、九五パーセントは発病せずに一生を終える。〈http://www.mhlw.go.jp/bunya/kodomo/boshi-hoken16/qa.html〉（二〇一五年四月一〇日アクセス確認）

72　判決文、八九頁。

73　松村明仁氏は、一九九六年、加熱製剤認可後も非加熱製剤の回収命令を出さなかったことで業務上過失致死罪に問われ、二〇〇一年九月二八日、東京地裁で一九八六年四月に投与された患者一名に対する分について有罪とされた。最高裁まで争われたが、二〇〇八年三月三日、最高裁判所第二小法廷は原判決を支持し、弁護側の上告を棄却し、有罪が確定した。しかし、ＨＩＶを輸出したアメリカのＦＤＡが非加熱製剤を回収したのは、その三年後の一九八九年のことであった（前掲47、『ＨＩＶと血液供給』、一九九八年、一三七頁）。

74　弘中惇一郎氏談。

75　判決文、七七－八一頁。

76　傍点は筆者。

について、法律的にも、社会的・道義的にも責任を追及されることが考えられない。私はＨＩＶ感染の件に非常に深くかかわっていたので、当時の状況を明確に説明することが私の義務である」と述べている。

ＨＩＶ（ＬＡＶ）がエイズの原因ウイルスであるという知見については、一九八三年五月の『サイエンス』論文によって直ちに世界の医学者の間に広く認められたわけではない。実際、この論文はエイズ関連症状を持つ一名の患者からこのウイルスが分離されたというもので、この報告のみでは、このウイルスとエイズの原因とを関連づけるには十分でなく、さらなる調査が必要であった。ＬＡＶがエイズの原因ウイルスであると世界の医学者の間で認められ始めたのは、ガロ博士らのグループが一九八四年五月に同様の観察を確認して以来であり、それが広く世界で認められるようになったのは、一九八四年の一年間を通じて徐々に起こっていったプロセスであると思う。

ＬＡＶ（ＨＴＬＶ－Ⅲ）が分離されてから後にも、ＨＴＬＶ－Ⅰがエイズに関連すると考えていた学者がいた。ガロ博士らのグループも、まだその時期にはＨＴＬＶ－Ⅲは、ＨＴＬＶ科に属するという推論をしていた。したがって、科学者の間では、ＨＴＬＶという名前で混乱が生じていた。一九八五年の間にこの混乱は収まり始めていたと思うが、一九八六年の段階でも、臨床医の中にはなお混乱している者がいた。

一九八三年五月の『サイエンス』論文でLAVをレトロウイルスに分類した。当時、レトロウイルスとは、ウイルスの遺伝子がRNAによってできていることと、逆転写酵素活性を持つことにより特徴づけられるという定義が、世界の医学者たちの間で一〇年来、すでに知られていた。

LAVが試験管内およびヒトの体内でT４細胞に親和性を有するというデータは、一九八四年に『サイエンス』誌に発表した。LAVが試験管内で細胞傷害性[77]を持つことについては、そのことを示唆するウイルス産生細胞が死滅している現象を一九八三年五月の『サイエンス』論文で報告しており、もちろん一九八四年末ころには認識していた。しかし、LAVがヒトの体内で細胞傷害性を持つかどうかというのは非常に複雑な問題であり、一九八四年末ころそのような認識はなかったし、今日ですら、その点はなお明確になったといえる状況ではない。（中略）

LAVとレンチウイルスとの関係については、一九八四年末には、LAVの構造およびそ

77　腫瘍細胞は、試験管内で生えやすいが、LAVはむしろ細胞を殺してしまうので、試験管内で増やせなかった。

の抗原に関して、レンチウイルスであるウマ伝染性貧血ウイルスに大変強い類似性を示唆しているデータを有しており、さらに、ＬＡＶがレンチウイルス科に属することを確認する一部の遺伝子に関する情報も有していた。ＬＡＶがレンチウイルスであるという分類が最終的に決定したのは、一九八五年一月から三月までの間にＬＡＶのゲノムの配列がすべて決定されたときであった。

あるウイルスがレトロウイルスに分類されたからといって、そのウイルスが持続感染を起こすとは限らない。一九八四年末当時、私の個人的な見解としては、ＬＡＶがヒトに持続感染するかもしれないと考えていたが、これはあくまで仮説の域を出ず、実証が必要であり、特に抗体陽性の個人を長期に追跡調査したデータが必要だった。そのころは、ＬＡＶがヒトの体内で持続感染するという事実は実際に確認されておらず、むしろ試験管内で見た現象をもとに考えると、持続感染とはいえなかった。そのころ持続感染説の根拠になっていたのは、限られた数の抗体陽性者がウイルスと抗体を両方を持っていたという事実であり、この観察から、その抗体が防御効果を持たないという仮説も立てられた。しかし、（中略）この仮説の確証を得るには、もっと多数の被験者の、長期に観察したデータが必要だった。

一九八四年末ころ、ＬＡＶ（ＨＴＬＶ－Ⅲ）抗体がエイズに対する防護力を有しているという仮説を持つ科学者もおり、当時はその仮説を証明するデータは存在していなかったが、その可能性も排除することはできなかった。抗体が防護力を持っているものの、それだけではウイルスを排除するのには十分でないので、その抗体とウイルスが共存することもあるという例は、あらゆるウイルス感染においてありえることである。一九八五年には、ガロ博士らのグループによって、試験管内でこの抗体が防御活性を持つという最初の論文が発表された。この論文は、HTLV－Ⅲの感染においてビスナウイルス[78]と同じ状態が認められるかもしれないと推測したものだが、当時、その証拠は全くなく、あくまでも仮説にすぎなかった。実際に抗体に対して耐性を持つウイルスが存在するという報告は一九八六年のグロフ博士らの『ジャーナル・オブ・イムノロジー』誌の論文が最初であった。しかし、現在ですら、抗体がHIVに対して持つ防御的な役割については明確といえる状態から程遠い。

高松宮妃シンポジウムのプロシーディング[79]に掲載されたモンタニエ博士の論説における「ウイルス感染がLAVに感染した供血者由来の抗血友病製剤を介して起こった」という記

78 ビスナウイルス（Visna virus）とはレトロウイルス科レンチウイルス属のウイルスで、ヒツジに脳炎と慢性肺炎を引き起こす。

79 学会が開催される前に出る予稿集。

述は、当時の我々のグループの考えであった。しかし、ここで報告しているデータを我々が示したとき、フランスの血液銀行関係者など一部の者は、血友病患者は抗体を持っていてもウイルス自体は持っていないという可能性を除外することはできないと主張した。学者の間でも、抗体を持っているということはウイルスを持っていることであるという考えと、抗体が存在するということは抗体がウイルスを排除してしまったのだという考えに意見が分かれていた。

一九八四年末ころ、LAV抗体陽性者におけるエイズ発症率を正確に見積もることは非常に難しい状態であり、抗体陽性者が最終的に完全なエイズを発症するであろうと確実に予測することは不可能であった。科学者たちの意見は二つに分かれており、私を含む何人かの科学者たちは、LAV抗体を持っている人々のうち、大部分の人がいつの日か発症するかもしれないと考えていたが、別の考え方の科学者たちは、抗体が存在することは、発症に対してむしろ防御的である[80]ことを示唆しているという仮説を立てていた。当時は、男性同性愛者の抗体陽性者のコホートから得られたいくつかの情報のみがあったが、その情報では、疾病の発症率は、見かけ上は低いことが示されていた。当時の推定では一〇パーセント以下であったと思う。しかし、その後、同じコホートの長期のフォローアップの結果や、また他のコホー

トの長期のフォローアップの結果として、疾病の発症率は過小評価されていたことがわかった。(中略)

ＬＡＶ抗体陽性という所見だけでエイズの発症率や予後を正確に推定することが可能になり始めたのは一九八〇年代の末である。個人的見解としては、一九八五年四月中旬にアトランタで開催されたエイズ国際会議において初めて、出席していた科学者や臨床家たちが、疾病の発症率が非常に高いかもしれない、その前に考えられていたより高いかもしれないということを理解したのだと思う。西ヨーロッパの臨床医の多くが、ＬＡＶ抗体陽性がエイズ感染を意味し、かつ症状の重篤性や予後を示す指標として重要視するようになったのは、この学会の時であったと思う。

一九八四年一一月ころの時点では、エイズの潜伏期間については推定することができないので、考えていなかった。(中略)

なお、現在の知見では、ＨＩＶ抗体陽性者で、最終的にエイズを発症しない人もいる。非常に長期的な過程を経て進行する疾患を誘発するのは感染者の八〇パーセントにおいて事実

80 コホートとは古代ローマの歩兵隊の単位。医学では、経時的に観察対象とされる一定の集団。

であるが、今日、約一〇パーセントが長期生存者と考えられている。

ガロ博士の証言

日本の検察からの依頼で、ガロ博士に対しても、アメリカのメリーランドの検察が嘱託尋問をしていた。その証言も検察側に隠されていたが、安部医師の弁護人からの請求で明るみに出た。その中でガロ博士は、「自分たちはレトロウイルスでは抗体があるということは感染しているこ
とと考えていたが、アメリカの当局者は抗体陽性が何を意味しているのかわからず、おそらく保護されているのだろうと議論していた」「この点は安部博士のために注目すべき重要なことである」と証言していた。

彼は一九八五年一〇月に熊本で開催された日本臨床血液学会に招かれて、特別講演の中でも同様の趣旨の発言をし、聴衆に強い印象を与えたが、これは帝京大学における非加熱濃縮製剤の投与の後のことである。彼は安部医師の無罪判決を聞いて、安部医師の御子息に対して祝福の手紙を寄せた。

日本人の証言

裁判では、一九名の日本人の医師や研究者たちが証言台に立った。これらの証言の内容は判決文で百数十ページにもわたり、証言者の証言内容と証言者がその前後の時期に書いた著作物とも照合してその真偽が詳細に検討された。

基本的な医学的な知見については、シヌシ博士の証言に尽きているように思われる。しかし、以下の二人の証言は今後の議論のために重要な内容を含んでいるので、その概要に触れることにする。

栗村敬医師の証言

栗村敬（たかし）博士は、大阪大学医学部を卒業、鳥取大学医学部教授や大阪大学医学部教授、日本エイズ学会理事長などを歴任し、日本で先駆的にLAVの抗体検査を始めたウイルス学者である。一九八四年一一月ごろ以降、検査結果を厚生省の研究班会議などで報告していたと、以下のような証言をした。[81]

81　判決文、栗村医師の見解、一〇二－一〇三頁。傍点は筆者。

ＬＡ抗体検査を始めた一九八四年一〇月後半ころの時点ですでに、ＬＡＶとＨＴＬ－Ⅲは同じ性質を持った同じグループのウイルスであり、ヒトに持続感染すること、Ｔ４リンパ球に感染し、細胞傷害性を起こしてＴ４リンパ球を減少させること、形態学的にはレンチウイルスのグループであることなどがわかっていた。抗体陽性者が非常に高い確率でウイルスのキャリアであることは、その当時でも想定できたが、同年一〇月末から一一月の初めにかけて、日本人血友病患者の抗体陽性者の抗体価を測定したところ欧米の感染者と同じレベルであったことおよびレトロウイルスの属性から、日本人血友病患者の抗体陽性者も感染性ウイルスを保有しているキャリアであると判断した。最初の発表である一九八四年一一月二二日の京都大学ウイルス研究所で開かれた厚生省輸血後感染症研究班エイズ分科会の会合以降、抗体検査の結果を発表した場では常に、ＬＡＶ抗体陽性者はＬＡＶのウイルス保有者であると指摘していた。

しかし、判決文によると、この会議に出席した他の複数の委員はそのような話は聞いていないと証言している。また、欧米の抗体陽性者が非常に高い確率でキャリアであることも証明されてはいない。

一九八五年やそれ以後に栗村敬教授自身が書いた複数の論文にも証言と相反することが書かれている。一九八五年に書かれた論文[82]には、「先に述べたＡＩＤＳ罹患の危険度の高いグループに属する人たちが抗体陽性であるということは、ＬＡＶが過去に体内に侵入したことを示す。しかし、その人が現在体内に感染性のＬＡＶを保有している状態なのか、又は感染後免疫を獲得して体内よりウイルスがいなくなった状態なのか不明である。もちろんＬＡＶは抗体が存在した状況下でも分離されているが、そのときの頻度は不明である。抗体が陽性でウイルス分離が可能であった場合でも、その予後は不明である。また、未知のウイルスでＬＡＶと共通抗原性を持つものの存在も考えておく必要があるだろう」とある。その他、多くの栗村医師自身が書いた文献を引用し、検討した上で、栗村氏の証言は採用できないとしている[83]。

また、一九八五年七月二〇日の日本医師会がスポンサーをしている日本短波放送特別番組で、山田兼雄医師、塩川優一医師との座談会で、塩川医師からの「ウイルスが体内に入った人はみんな病気になるのでしょうか?」という質問に対して、栗村氏は「アメリカ人の場合、そのウイル

82　栗村敬「ＡＴＬウイルスとＡＩＤＳの相互関係」*Immunohaematology*、7(1)、一七－二〇頁、一九八五年。傍点は筆者。
83　判決文、一〇二－一一〇頁。

スの感染を受けた一〇〇万人中一万人がこれまでに発症しておりますから、実際に発症する率は非常に低いと思われます」と答えていた。

栗村敬氏が証言した事実や内容もきわめて重要ではあるが、さらに重要なことは、エイズ学会長までした栗村氏ほどの専門家がなぜ検察の主張に沿った証言をするようになったのか、ということである。

木下忠俊医師の証言

木下忠俊医師は、安部医師が主催する内科に所属していたが、安部医師が管理職になった後任者として、内科の主任教授となった。

木下医師はＨＩＶ抗体陽性の意味などについて、以下のように証言した[84]。

ガロ博士の四点論文を読む前から、レトロウイルスは、プロウイルスの状態[85]で宿主細胞に組み込まれると抗体が作用できない上[86]、ＲＮＡからＤＮＡに遺伝情報を伝えるときに読み間違いを起こしやすいので、ウイルスに変異を起こす確率が高く、抗体がウイルスを殺したとしても、変異したウイルスはその免疫から逃れる確率が非常に高いという性質があるので、いったん感染すると免疫の働きで完全に排除するのは不可能であること、レトロウイルスの場合、抗体が検出されるということは、ウイルスも同時にいると言って差し支えないことを知っていた。

一九八四年六月か七月ころ、ガロ博士の四点論文を読んで、ＨＴＬＶ－ⅢがＴ４リンパ球に感染してそれを死滅させること、レトロウイルスは感染状態が非常に長期にわたるという性質を有することから、エイズの原因として妥当なものだと思った。持続感染するウイルスが、Ｔ４細胞を宿主細胞として細胞傷害性を有するということになると、段々とＴ４細胞が減っていってエイズを発症する可能性があるから、感染した人はエイズを発症する率が高いことが立証されるので、この四点論文とその解説記事を読んで、将来は発症率が高くなるのではないかと思った。感染したら発症する可能性が高いというのは、ウイルスの性質から考えられることである。第四回血友病シンポジウムのエバット博士の発表を聞いて、疫学的にもやはり血友病患者でエイズの発症が今後増えていくだろうということは、当然に予想され

84　判決文、一六一－一六二頁。
85　細胞のＤＮＡに組み込まれていて、ウイルスになる前の状態という意味。
86　抗体は血漿の中にあり、細胞の中まで入っていけない。

た。
その後、『サイエンス』誌一九八五年一月一一日号のガロ博士らの論文を同年二月ころ読んで、この論文がHTLV－Ⅲが分類上レンチウイルスに属することを明らかにしたものであると認識した。（中略）
一九八五年中頃まで、抗体陽性の意味については、中和抗体ではないかという議論があったし、死んだウイルスが入って抗体陽性になっているのではないかという研究者もいた。しかし、HIV抗体は、ウイルスと共存するという意味では中和抗体ではないし、死んだウイルスが原因という説は、自分はあまり信用しなかった。血友病患者のHIV抗体陽性者におけるエイズ発症率については、本件当時はまだ、きちんとした疫学的なデータは示されていなかったので、明確な議論があったという記憶はない。抗体陽性の意味については、米国の研究や報告では、完全にはわかっていないというのが、その当時の状況だった。一九八五年になってからも、血友病の場合、抗体陽性だからといって、必ずしも感染を示すものではないのではないかという米国の論文を読んだ記憶はある。
安部医師の教室関係者からは、木下医師、松田医師、柳医師、風間医師が証言台に立っているが、各医師の供述内容で相違が最も際立っているのはＨＩＶ抗体陽性者からのエイズ発症率（抗体陽性の第四の意味）の認識に関する供述である。[87]

木下医師および松田医師は、当時、すでにＨＩＶ抗体陽性者（感染者）からのエイズ発症率が高率になると認識していた旨を供述したが、これに対し、安部医師は「抗体陽性の意味については、免疫学的に、陽性者が感染、発症のリスクを負っているか否かについては、いろいろと異なった解釈ができますが、この時点でははっきりとわかることではありませんでした」という旨の陳述をした。また、柳医師は、エイズ発症率は低いと考えていたし、研究室の中でもそのように言われていた旨を供述し、また風間医師は、発症率は全く知らなかった旨を供述した。

一九八五年あるいはそれ以後に教室から発表された複数の論文には、安部医師の他、風間、木下、松田、柳医師らは共著者として名を連ねているものが多い。その中では、「日本において、ＨＴＬＶ－ⅠおよびＨＴＬＶ－Ⅲの保有者が高い割合で存在することが示されたが、日本人のエイズ患者はいまだ多くはない」「ＨＴＬＶの無症候キャリアのうち、プレエイズ患者となり、さらにエイズ患者になる割合は、いまだ不明である」と述べている。

87　判決文、一六六－一八〇頁。

日本の血友病患者の中にエイズ発症者が少ないという事実との乖離を考察するために、人種差などの他の要因が考えられていた。

判決では、「ガロ博士のみならず、モンタニエ博士、エバット博士らの当時の論文や発言、シヌシ博士の別件訴訟における供述などに照らしても、当時の世界最先端の研究者すら指摘することができなかったことを、専門のウイルス学者でもない木下医師が考えたというのは誠に不自然である。そして、もとより木下医師が当時そのような考えを論文等に発表したことはなく、思いつきあるいは懸念といった程度のレベルの話を含めて、周囲の医師に話した形跡すら全く認められないところであり、逆に、柳医師は、前述のとおり、研究室の中でも発症率は低いと言われていた旨を供述している」とある。また、木下医師と松田医師が、あまりにも検察の意図に沿った証言をしたことには「検察官の強い誘導があった可能性を指摘しなければならない」としている。(88)

一九八五年当時、抗体陽性者の中にウイルスの保菌者がどのくらいいるかもわからない、保菌者がいつ感染したかもわからないわけだから、発症率がわからないのは当然である。前述したように、発症率の実証論文と言われたものは一編だけで、かつ、いわば何らかの症状を呈して診療所を訪れた患者の二年間の観察結果にすぎなかった。ガロらはＨＴＬＶと誤解していたわけだから、その発症率をかなり低く推測していた研究者が多かった可能性がある。(89)

しかし、一九八五年の初めごろに、塩基配列が決定され、ＨＴＬＶ－ⅢがＬＡＶそのものであること、かつヒトで初めて経験するレンチウイルスの感染症であることが判明して、ＨＴＬＶからの類推はできなくなった。レンチウイルスだとすると、動物の感染症から類推して、発症率が高いかもしれないという認識が次第に広がっていった。ところが、この当時の日本に四〇〇〇人いると思われている血友病患者の中でエイズ患者数は二名ときわめて少数であった。だから、濃縮製剤のリスクについては、まだ混沌とした状態にあった。このような状況で、医療技術の大きな進歩と歓迎されていた濃縮製剤を諦めて、クリオに戻るべきだったか、ということが問われたのである。

クリオへの転換について

安部医師の裁判でのもう一つの争点は、「手の関節痛で来院した患者に対しては、軽症だった

88　判決文、一七四頁、一七六頁。
89　ＡＴＬの生涯発症率は五パーセント程度だと言われている。平成二一年度厚生労働科学研究「ＨＴＬＶ－Ⅰの母子感染予防に関する研究」（主任研究者：齋藤滋）報告書〈http://www.mhlw.go.jp/bunya/kodomo/boshi-hoken16/qa.html〉（二〇一五年四月一〇日アクセス確認）

ので濃縮製剤ではなくクリオを使うという選択ができたはずだ」と検察側が主張した点である。

一九八三年一月、アメリカのＮＨＦの医学委員会はエイズの危険を考えて、クリオは四歳以下の小児、濃縮製剤の投与を受けたことがない患者、軽症者について適用はあるが、現時点では濃縮製剤との比較は不可能とした。また、五月には、血友病の患者のエイズ発症率はきわめて低いので（二万人中一一名）患者や治療者に不安を与えたり治療の変更をしたりしないで、濃縮製剤、あるいはクリオの使用を継続するように勧告した。安部研究班の血液製剤小委員会でも同様の見解であった。事実、その当時、濃縮製剤からクリオに転換した、あるいは軽症者に限っても、クリオに切り替えた臨床医はほとんどいなかった。

このことは、「クリオ転換」の可能性を考えていた者が、私自身を含めて、現実の血友病治療を担当する医師ではなかったので、非加熱製剤の利点やクリオ製剤の欠点等について、総合的に考えることができる立場にはいなかったことにもよる。

研究班では、早急に中間クリオを作ったらどうかとの提案もあったが、実際に製剤としては日の目を見ることはなかった。一方、我が国でも加熱製剤を開発することに舵（かじ）が切られ、一九八三年の一一月一〇日、厚生省が加熱製剤の承認に関する必要事項について説明会を開催し、一九八四年の二月には治験が開始されていた。内容の要点は、有効性の証明ではなく、同等性の証明だけでよいということである。つまり、加熱製剤でも同じ効果があることを示せばよいということである。それなら、さほど時間をかけずに日本でも加熱製剤が使えるようになるだろう。つまり、関係者の間では、非加熱からクリオや中間クリオではなく、次は加熱製剤に切り替えることになるだろうとの期待感が広がっていた。

事実、異例な速さで審査が行われた結果、一九八五年七月一日には六社に対して加熱第Ⅷ因子製剤の製造が承認された。それは帝京大学での第一回目の投与の直後にあたる。

世間では安部医師の「私どもは毎日毒が入っているかもしれないと思いながら注射している」という発言が、危険を知っていながら治療を続けていた、と解釈されて流布しているが、第一回の研究班会議の録音テープが出てきてみると、これも全く逆のことがわかった。

この発言はある委員の「この問題は、今みたいにアメリカから急速に情報がどんどん入ってくる状況だと、……本当に一年ぐらいでこの問題はあれしちゃうかもしれない。……実際、今にこの問題はどんどん解決に向かっちゃうんじゃないかと思う」「原因ウイルスが見つからなくても治療対策というのは意外に片付いちゃうかな、という気もするんですよね。だから、日本では、待っていたってよいという言い訳もあるんだよね」という発言に対して、「私たちはね、毎日注射しているからね、これは毒が入っているかもしれないと思って注射しなければならないんだから。それはあなたのように待ってなんかおれないよ」との発言だったのである。むしろ、エイズの切迫した危険を他の委員にも認識してほしいという意味での発言で、きわめて楽観的な委員に対して、危機意識を持っていた安部医師の反論だったのである。これは、班員の中で最も危機意識を持っていたのは安部医師だったという、私の印象と一致する。

また、判決文は、(90) 安部医師がガロ博士へ抗体検査を依頼したことや、第四回国際血友病治療学シンポジウムを開催してエバット博士を招聘（しょうへい）したことなどは、安部医師の研究熱心さと行動力によって実現したことである、としている。

したがって、判決文が、「『エイズ発症・死亡の危険性を十分に知りながら、資金提供を受けた製薬会社の利益を守るために、あえて帝京大学病院第一内科の医師に非加熱製剤を使わせ続けた』などというような皮相かつ単純な見方」であるとし、「エイズと血液製剤をめぐる問題は、複雑で多様な事実関係を含むものであり、流動的で混沌とした状況の下において、多数の者がそれぞれの時期に種々の方向性をもった行動をとっていたことに留意されなければならない」としていることは、まことにそのとおりである。

刑事責任の存否

本件当時、ＨＩＶの性質や抗体陽性の意味については、なお不明な点が多く存在していて、検察官が主張するほど明確な認識が浸透していたとは言えない。ＨＩＶに関する知見が確立されるまでには種々の曲折が存在したのであって、論文が発表された時点でそれが事実として明らかになったなどと断定するのは正しくない。むしろ、重要な論文が発表されれば、多くの研究者はまず疑ってかかる。判決は次のように判断した。[91]

帝京大学病院には、ガロ博士の抗体検査結果やエイズが疑われる二症例など同病院に固有の情報が存在したが、これらを考慮しても、本件当時、被告人において、抗体陽性者の「多く」がエイズを発症すると予見し得たとは認められないし、非加熱製剤の投与が患者を「高い」確率でＨＩＶに感染させるものであったという事実も認め難い。検察官の主張に沿う証拠は、本件当時から十数年を経過した後に得られた関係者の供述が多いが、本件当時における供述者自身の発言や記述と対比すると看過し難い矛盾があり、あるいは供述者自身に対する責任追及を緩和するため検察官に迎合したのではないかとの疑いを払拭し難いなどの問題があり、信用性に欠ける点がある。被告人には、エイズによる血友病患者の死亡という結果

90　判決文、三六二頁。
91　判決文、三六三－三六六頁。

発生の予見可能性はあったが、その程度は低いものであったと認められる。このような予見可能性の程度を前提として、被告人に結果回避義務違反があったと評価されるか否かが本件の帰趨を決することになる。[92]

次に、結果回避義務違反の点についてみると、本件においては、非加熱製剤を投与することによる「治療上の効能、効果」と予見することが可能であった「エイズの危険性」との比較衡量、さらには「非加熱製剤の投与」という医療行為と「クリオ製剤による治療等」という他の選択肢との比較衡量が問題となる。刑事責任を問われるのは、通常の血友病専門医が本件当時の被告人の立場に置かれれば、およそそのような判断はしないはずであるのに、利益に比して危険の大きい医療行為を選択してしまったような場合であると考えられる。他方、利益衡量が微妙であっていずれの選択も誤りとはいえないというケースが存在することも、否定できない。非加熱製剤は、クリオ製剤と比較すると、止血効果に優れ、夾雑タンパク等による副作用が少なく、自己注射療法に適する等の長所があり、同療法の普及と相まって、血友病患者の出血の後遺症を防止し、その生活を飛躍的に向上させるものと評価されていた。これに対し、非加熱製剤に代えてクリオ製剤を用いるときなどには、血友病の治療に少なからぬ支障を生ずる等の問題があった。加えて、クリオ製剤は、その入手についても困難な点があり、また、止血を求めて病院を受診した血友病患者について補充療法を行わないことは、血友病療法の観点から現実的な選択肢とは想定されなかった。このため、本件当時、我が国の大多数の血友病専門医は、各種の事情を比較衡量した結果として、血友病患者の通常の出血に対し非加熱製剤を投与していた。この治療方針は、帝京大学病院に固有の情報が広く知られるようになり、エイズの危険性に関する情報が共有化された後も、加熱製剤の承認供給に至るまで、基本的に変わることがなかった。もとより、通常の血友病専門医が本件当時の被告人の立場に置かれた場合にとったと想定される行動については、規範的な考察を加えて認定判断されるべきものであり、他の血友病専門医がとった実際の行動をもって、直ちにこれに置き換えることはできないが、それにしても、大多数の血友病専門医に係る以上のような実情は、当時の様々な状況を反映したものとして、軽視し得ない重みを持っていることも否定できない。以上のような諸般の事情に照らせば、被告人の本件行為をもって、「通常の血友病専門医が本件当時の被告人の立場に置かれれば、およそ非加熱製剤の投与を継続することは考えないはずであるのに、利益に比して危険の大きい治療行為を選択してしまっ

92 傍点は筆者。

たもの」であると認めることはできないといわざるを得ない。被告人が非加熱製剤の投与を原則的に中止しなかったことに結果回避義務違反があったと評価することはできない。

したがって、被告人に公訴事実記載のような業務上過失致死罪の刑事責任があったものとは認められない。

結語

（中略）本件における過失の成否に直接関わる問題とはいい難いが、いわゆるインフォームド・コンセントや病名告知の問題など、医師と患者の関係をめぐる本件当時の医療慣行等には反省を迫られるべき点があるという指摘も考えられるであろう。本件の事実経過を正確に跡付けた上で、さまざまな角度から検証を加えていくことは、今後の医療の在り方等を考える上でも意義があるものといえよう。（中略）

本件は、エイズに関するウイルス学の先端的な知見が血友病の治療という極めて専門性の高い臨床現場に反映されていく過程を対象としている。科学の先端分野に関わる領域であるだけに、そこに現れる問題は、いずれも複雑で込み入っており、多様な側面をもっていた。これらの問題について的確な評価を下すためには、対象の特性を踏まえ、本件公訴事実にとって本質的な事項とそうでない事項とを見極めた上で、均衡のとれた考察をすることが要請されている。

業務上過失致死罪は、開かれた構成要件をもつともいわれる過失犯の一つであり、故意犯と対比するとその成立範囲が周辺ではやや漠としているところがあるが、同罪についても、長年にわたって積み重ねられてきた判例学説があり、犯罪の成立範囲を画する外延はおのずから存在する。生じた結果が悲惨で重大であることや、被告人に特徴的な言動があることなどから、処罰の要請を考慮するあまり、この外延を便宜的に動かすようなことがあってはならないであろう。そのような観点から、関係各証拠に基づき、被告人の刑事責任について具体的に検討した結果は、これまでに説示してきたとおりであり、本件公訴事実については、犯罪の証明がないものといわざるを得ない。

よって、刑事訴訟法三三六条により無罪の言渡しをすることとし、主文のとおり判決する。

平成一三年三月二八日

第三章

エイズ訴訟と和解に向けての動き

急いだ政府の対応

その後の事態の推移の概要は以下のようである。前述のように、シヌシ博士の証言によれば、一九八五年四月のアトランタの国際エイズ会議のころから、専門家の間では、エイズの病原体がＨＴＬＶではなく、人間で初めてのレンチウイルス感染症らしいことが受け入れられ始めたという。同博士は、もしそうだとすると、動物の例では発症率も死亡率もかなり高いことになると思ったと述べている。しかし、その考え方は研究者の間でも一般的ではなく、抗体陽性の意味も不明のままだった。この会議は、刑事裁判になった帝京大学で患者に非加熱製剤が投与された一月ほど前のことである。

日本でも、血液製剤を介して感染する可能性が出てきたということで、早急な対応がなされた。

一九八五年七月一日には、加熱第Ⅷ因子製剤が、製造申請から半年という異例の速さで承認された。

一九八六年には、採血基準改正（四〇〇㎖、成分採血の導入）、エイズ検査試薬の製造が承認された。

一九八七年には、日本赤十字社（以下、日赤）から民間への因子製剤の委託製造が開始された。

一九八八年、遺伝子組み換え第Ⅷ因子製剤が承認され、ＨＩＶ感染の危険性はなくなった。

その間の一九八六年一一月に、風俗業の女性がエイズに感染していることが報道され、いわゆるエイズパニックが起こり、エイズへの偏見と死の恐怖が血友病患者を襲った。厚生省のその後のエイズ対策は、感染症対策として公衆衛生局の保健情報課が中心になって行われた。(93)

しかし、非加熱製剤による血友病患者のＨＩＶ感染者への補償は行われることはなく、時が過ぎた。

集団訴訟へ

一九八九年（平成元）に、大阪と東京で患者遺族らが、血友病治療の濃縮製剤によってＨＩＶに感染したとして、国と製薬会社（五社）に対して損害賠償を請求して裁判に訴えた。そして、裁判での争いは延々と続くことになる。(94)

裁判は、一九八九年から、大阪地裁と東京地裁で行われた。大阪の原告者は九七名、東京一一八名で、請求総額は合計で二〇〇億円を上回る大きな提訴となった。

93　その経過については塩川優一『私の「日本エイズ史」』（日本評論社、二〇〇四年）に詳しい。
94　その原告側の記録は、東京ＨＩＶ訴訟弁護団編『薬害エイズ裁判史』（全五巻、日本評論社、二〇〇二年）。

裁判所は何度も和解を打診したが、外資系の企業が本国への影響などを心配して強く抵抗し、和解は難航した。

結審が近づくにつれて取材と報道の嵐が吹き荒れ、世の中は騒然とした。新聞や雑誌などが競って書いた。またおびただしい数の出版物が出版された。しかし、なかでも圧倒的な影響力を持ったのはＮＨＫの報道番組「埋もれたエイズ報告」だった。

ＮＨＫの「埋もれたエイズ報告」

ある時、私はＮＨＫの壱岐(いき)哲平氏から取材を受けた。壱岐氏が東京大学の私の研究室に来た時、分厚いルーズリーフノートを持って来た。そのノートには、経過などがワープロできっちりと整理されていた。私はとても感心して、彼が投げかけてくるいろいろな質問に丁寧に答えた。

その番組は、一九九〇（平成二）年三月一二日にＮＨＫスペシャル「エイズ　日本はどのように対処したか」として放映された。細かい間違いや思い違いがあるものの、問題の全体をよくとらえた中立的な報道だった。

その後しばらくして、またＮＨＫから取材の申し込みがあった。いつだったかは覚えていないが、その時の場面ややり取りはよく覚えている。取材に来たのは、今井彰氏と池田恵理子氏であった。

まず、印象的だったのは、今井氏の態度である。彼は、何かを知りたくて来たのではないといううことだった。今井氏は開口一番、「一九八二年の暮れから一九八三年六月の研究班会議までの間、あんたは一体何をやっていたんだ？」と言い放ったのである。

私は、思わず「何を！」と気色ばんでしまった。その場に居合わせた池田恵理子氏が「まあ、まあ！」と間に割って入って事なきを得た。

ＮＨＫの番組は、一九九四年二月六日、ＮＨＫスペシャル「埋もれたエイズ報告」として放映された。その内容は、そのタイトルからも明らかなように、一九八三年の六月一三日の「ＡＩＤＳの実態把握に関する研究班」の第一回の研究班会議が開催される直前に、トラベノール社が供血者の中からその後エイズの患者が出たのでそのロットを回収したことを私が研究班会議に報告しなかったことによって、日本の血友病患者にＨＩＶの感染が広がったというものであった。

番組の中では、塩川優一医師が回収報告書を見せられて、「この文書は初めて見ましたですね。これだけのことを知っているると知らないとでは自分の考えはずいぶん違いましたよね」と言っていた。この放送は三省堂からも同名の本として出版された。[95]

95　ＮＨＫ取材班編・桜井均著『埋もれたエイズ報告』三省堂、一九九七年。

この放送の影響はきわめて大きかった。それ以後、エイズに関する報道の嵐が吹き荒れた。この番組は、東京地方裁判所で証拠として上映され、日本ジャーナリスト会議本賞を受賞した。(96)

ジャーナリズムによる個人攻撃

櫻井よしこ氏の安部医師に対する執拗で悪意に満ちた取材には目を覆うものがあった。安部医師は血友病という患者数が比較的少ないいわゆる小さな領域を専門に選ばれ、自分の血液を採ってクリオを開発され、日赤を指導してその製造を可能にした。それまでの功績に対して、一九九二年に勲三等旭日中綬章が授与された。アメリカの企業によって濃縮製剤が開発され、自己注射が健康保険で認められると、財団法人を作って自らも資金を寄付して、自己注射の教育と普及に努力しようとしていた。一九九六年、櫻井よしこ氏は安部医師から名誉毀損で訴えられた。(97)

私にも櫻井氏から取材の電話がかかってきたので、取材を断った。「なぜ取材に応じないのか」と聞くので、私は「あなたはジャーナリストじゃないから」と言った。「なぜですか?」と問うので、「真実を報道しないのはジャーナリストじゃないから」と答えた。「残念ですね」と言ったので、「残念なのはこちらのほうです」と答えて電話を切った。

それから何日もたたない時、突然原告側が私を偽証罪で告発したとのニュースが伝わってきた。

私は原告側の証人にもなっていたので、事前に証言の進め方や内容について、大学の研究室で十分に打ち合わせをしていた。だから、私は偽証しようなどとは意図したこともないし、どこが偽証なのかも想像できなかった。勿論、検察は全く取り上げなかった。

しかし、告発されたとなると、突然にものすごい勢いで「取材」が殺到した[98]。告発された時から、記者は皆が「刑事」になった。私は、それまでは取材にはできるだけ応じるようにしてきたが、ある人に相談したら、この機会に取材を断ったらどうか、と助言してくれたので、一切の取材を断ることにした。

週刊誌にはひどいキャッチフレーズがあふれた。

「薬害エイズ『殺人』の大罪：安部元エイズ班班長と郡司元薬務局課長〝悪魔の奉職〟」（『週

96 その後、安部英医師の裁判で、検察が厚生省を家宅捜索し、第一回の研究班会議の録音テープが出てきて、私が回収があったことを研究班で報告していたこと、塩川氏もその班会議に出席していたことがわかった。

97 櫻井氏は安部医師に名誉毀損で訴えられ、最高裁まで争われ、名誉毀損は免れたが「書いたことが真実ではない」と認定された。弘中惇一郎『無罪請負人――刑事弁護とは何か？』ＫＡＤＯＫＡＷＡ、二〇一四年、一五八―一五九頁。

98 被害を受けた当事者が捜査当局に被害届を出して犯人の逮捕を訴え出ることを「告訴」といい、当事者でない人が捜査当局に訴え出ることを「告発」という。検察が犯人として処罰を裁判所に訴え出ることを「起訴」という。民事の場合は「提訴」という。

刊文春』一九九六年三月七日号）
「薬害エイズ　厚生省『疑惑の一週間』で何人が殺された！」（『週刊読売』一九九六年三月一〇日号）
「川田龍平君ら東京ＨＩＶ訴訟原告団に告発された〝ウソツキ〟元厚生官僚を直撃撮！」（『週刊現代』一九九六年二月一七日号）
「ＨＩＶ訴訟　ついに厚生省元課長を訴えた：現・東大教授のエリートを偽証罪で追いつめた」（『文藝春秋』一九九六年三月号）

などと書き立てた。櫻井氏はあちこちの雑誌に、安部医師と私に対して、今で言うヘイトスピーチのような文章を書いた。

集団訴訟になると、エイズが話題になる前に感染していた人も入ってくる。後でわかったことだが、濃縮製剤によるＨＩＶ感染は、エイズとして話題に上る前にすでに起こっていて、私が課長に就任したころがそのピークだった。しかし、私が課長の時期には「感染するかどうかわからなかった」ことを認めると、その人たちに対する政府の責任は追及できなくなる。原告の人々の間にも分裂が生じる。私を悪者にしなければ、その時代の感染者は救えない。証言をする前に、原告の弁護士たちと大学のセミナー室で打ち合わせをした時に「郡司先生は守りますから」と言った彼らの約束も、こんなことで破られるのだ、と思った。

裁判とは、真実は何なのかということにある程度の畏敬の念を持って進められるものかと思っていたら、むしろ単なる喧嘩（けんか）の場、利益追求の場だということを実感した。

告発が決まった直後だったが、教授室の外に多くの人がやって来た。ノックがあったので、何事かと思ってドアを開けたら、櫻井よしこ氏を先頭にして、マイクとカメラを抱えた人たちがドッと押し入ってきた。

櫻井氏はテーブルを挟んで向こう側にどっかと座った。

「これはどういうことですか？　突然のカメラはやめてください」と言うと、櫻井氏が顎で合図し、カメラマンがカメラを肩から下ろした。そして私が偽証罪で告発されたと言う。私はついニコニコする癖がある。その時も、どこが偽証になるのかと思いめぐらしていたのだろう。彼女は「あなたはなぜ笑っているのか？」としきりに聞いた。

その晩、私は見る機会を失ったが、彼女がキャスターをしていた日本テレビの番組では、私は大変な悪者だったらしい。友人の弁護士からは「あれが本当だったら大変なことだぞ」と言われた。また東京大学の医学部の卒業生で、ある放送局に勤めた男性からも電話がかかってきて、「カメラがおかしかったけど、どうやって撮影したんですか？」と言う。カメラを下ろして撮影をやめたふりをして、盗み撮りをしていたのである。人を騙す綿密な計画を立ててやって来たのだ。

その時のことを櫻井氏はこのように書いた。


刑事告発に踏み切るという原告弁護団の通告を受けて、東京大学本郷キャンパスの郡司氏の研究室を訪ねた。日本テレビ「今日の出来事」のスタッフと共に訪ねた私を、郡司氏は苦笑を浮かべて仕方なしに迎えた。表情は穏やかだが顔色が青白い。

郡司氏に対する刑事告発が決った、容疑は偽証だと告げると、氏は「本当ですか」と、一言発した。そして理解し難い長い笑いを表情に浮かべた。

一体この笑いの意味はなんなのだ。思わず私は聞いた――「今、なぜ笑いましたか」

「驚きです」

郡司氏は、声だけは全く静かに答えた。

「刑事告発へのコメントは出来ません。ちゃんと書いたものがなければ……」と氏は言い、私たちは大きな作業用のテーブルの向い側に互いにすわった。この席でも郡司氏は血液製剤を放置し続けた理由として血液製剤の利点をあげた。

「私が考えていたより以上にメリットがあったんです。私はそのメリットをあまり知らなかったのです」
ボソボソとした声だ。
本当にそれが理由か。さらに質問する前に、Ｂ型肝炎とエイズとが類似した感染径路をもっているということが一体重要な情報なのか否かを尋ねてみた。
（櫻井よしこ「ＨＩＶ訴訟　ついに厚生省元課長を訴えた」）

偽証告発のもとになった証言は、私が原告団から要請されて証人として法廷に立った時のものである。

原告の弁護士たちとは、公判の前に、セミナー室で綿密な打ち合わせをしていた。エイズは当初、ゲイの間で流行する感染症でＧＲＩＤと呼ばれていたことや、ガロらが一九八三年の『サイエンス』誌でＨＴＬＶ－Ｉ、つまり日本でいうＡＴＬＶではないかと主張し、モンタニエらがそうではないと主張し、どちらが正しいのか混沌としていたことを説明した。

偽証罪での告発

告発状なるものは以下のようなものであった。

告発状

平成八年一月二〇日

本件裁判においては、昭和五七年ないし同五八年における厚生省のエイズに関する認識、とりわけ本件製剤を所管する生物製剤課長の認識が、どのようなものであったかを明らかにすることが非常に重要であった。

そこで、原告、被告の双方申請の元、被告発人が証人として採用され（中略）証人尋問が実施された。当然のことながら、被告発人の当時のエイズに関する認識を中心とした尋問が行われた。

偽証の悪質性

（中略）エイズの伝播（でんぱ）様式がB型肝炎に類似していることは、早くから指摘されていた。B型肝炎の伝播様式は、血液を介しての感染、性行為を介しての感染、母子感染を典型的なパターンとしており、エイズの伝播様式がこれに類似するということは、米国の売血によるプール血漿（けっしょう）を原料としている本件製剤を介してエイズが伝播する危険性がきわめて高度に存在していることを意味する。

厚生省が、エイズの伝播様式がB型肝炎に類似しているとの指摘があったことを認識していたか否かは、我が国の血友病患者が本件製剤を使用してエイズに感染する危険性を検討する上で、また、その予防策を検討する上で、決定的に重要なポイントであったのである。

にもかかわらず、被告発人は、この点に関して故意に偽証した。本件裁判の帰趨（きすう）を決するごとき重要な事項について、偽証をなした被告発人の悪質性はきわめて顕著であり、被告発人の刑事責任は免れない。

よって、被告発人の厳重な処罰を求めるため告発する。

（証言を引用）

「エイズがB型肝炎のモデルと同じように感染するとすれば、これは大変なことになるわけですね」

（答）はい、しかし、そこはわかっておりませんでした。

「この病気の特徴の一つとして、当時、エイズの伝播パターンがB型肝炎のそれときわめて似ているという指摘がなされていたことはご存知ですね」

（答）指摘自身は私は記憶しておりません。B型肝炎と同様になる可能性は十分にあります。

「今おっしゃられた血液を介しての感染、それから性行為を介しての感染、さらに母子感染、これらがB型肝炎の典型的なパターンといわれているものではないでしょうか」

（答）そういわれればそうだと思います。

「エイズの伝播のパターンも今あげた三つのパターンが典型的なパターンといわれているものではないでしょうか」

（答）違っている面もあったのではないかと思います。

「その三つの感染ルートを取るという点では非常によく似ているという指摘があったということはご記憶になっていませんか」

（答）B型肝炎は非常によくわかっていた病気でありますし、B型肝炎との類似性を発見して、エイズに対して何か新しい事柄が出てくるという理解はその当時なかったと思います。それよりもATLのほうが問題になったわけであります。

「何度もお聞きするのもなんですが、B型肝炎と伝播パターンが似ているという指摘はあったという点について、記憶ありませんか。」

（答）その点は大きな問題になったという記憶はありません。

こんな初歩的な質問をしておいて偽証とは、あきれてしまった。そもそも、公判の前に打ち合わせをしている。証言の時に、私がどんな気持ちでいたかをよく覚えている。私が何を考えていて、このような言い回しになったかというと、「突然B型肝炎の話を出されても、そんな話題は意味がないですよ、打ち合わせと違うじゃないですか、大事なATLVの話に戻しましょうよ」と言いたかったのである。

告発については、検察は当然ながら取り上げなかった。

和解案の提示

一九九五年、第一次和解案が提案された。

和解案の概要は次のとおりである。

① 原告の感染者、発症者、死亡者全員に一人一律四五〇〇万円を払う。

② 和解金の負担割合は製薬会社6、国4とする。

③ 原告らが和解成立時までに製薬会社など出資の友愛福祉財団[99]から受けた給付金のうち、特別手当、遺族見舞金、遺族一時金の5割に相当する額を和解金から控除する。

④ 未提訴者についてはなお協議する。

⑤ 和解一時金による救済を補完する恒久対策はなお協議する。

和解勧告にあたっての裁判所の所見

和解案にはどのような考え方で裁判所が和解を勧告するかの所見が付されていた。その重要な点は以下のとおりである。

濃縮製剤によるＨＩＶ感染者は一八〇〇名とも二〇〇〇名とも言われており、そのうち死亡者が三一六名に達している。

医薬品の製造販売者は安全な医薬品を提供する義務がある。

国はサリドマイドやキノホルム等の医薬品の副作用被害を契機として、医薬品等による危害の発生を防止する必要が認められるときには、その販売停止などの緊急命令を出すことができる条項も追加された。所見には次のようにあった。[100]

３（中略）厚生省の当時の主管課である生物製剤課の課長は、一九八三年初め頃からエイズと血友病に関する情報の収集に努めており、米国における右のような事情を知っていたと認められる。また、同年六、七月には、エイズの疑いがある供血者から採取された血漿を原料とする製剤につき被告バクスターによって自主的回収の措置が採られた事実が同会社からの報告によって判明しており、同課長は、右の頃には、エイズの原因が血液又は血液製剤を介して伝播されるウイルスであるとの疑いを強めていたし、厚生省に設置されたエイズの実態把握に関する研究班でも、エイズはウイルス感染症である可能性が高いことを前提として議論が行われており、同年七月一八日の右研究班の第二回会合では、同課長から、エイズ対

99　財団法人友愛福祉財団は、一九八八年一二月二六日血液製剤によるＨＩＶ感染者の支援のために設立され、二〇一三年四月一日、公益財団法人へ移行。〈http://www.yuaiwf.or.jp/report.html〉（二〇一五年四月一〇日アクセス確認）

100　傍点は筆者。

策として、加熱血液製剤を国内における臨床試験等の手続を省略して緊急輸入してもよい旨の提案がなされた形跡がある。さらに、同年八月末頃には、右研究班における検討ではエイズと断定できないとされていた帝京大の症例がCDCのスピラ博士によってエイズと判断され、国内においても既にエイズに罹患した血友病患者が出ていたことが判明したのである。当時、厳密な科学的見地からはエイズの病因が確定しておらず、エイズウイルスも未だ同定されていない段階ではあったけれども、米国政府機関等の調査研究の結果とこれに基づく諸々の知見に照らすと、こと血友病患者のエイズに関する限り、血液又は血液製剤を介して伝播されるウイルスによるものとみるのが科学者の常識的見解になりつつあったというべきである。

私がこの和解案を初めて読んで最も強い印象を受けたのは、ここに引用した最後の「科学者の常識となりつつあった」という文言だった。感染はエイズが世の話題に上る前から起こっていたことだったし、私が課長の時にわかっていたことはごく限られていた。ウイルスの性質もその後次第にわかってきたことを考えると、きわめて漠然とした表現である。和解案では以下のように述べて和解による解決を勧めた。

以上のように、被告らには原告らのＨＩＶ感染について重大な責任があるといわざるを得ず、それによって原告らが被った物心両面にわたる甚大な被害について深甚な反省の意が表されて然るべきであると考えられるけれども、裁判所の確定判決によらない限り原告らが現に被り、また将来被り続けるであろう甚大な被害が救済されないという事態はなんとしても避けられなければならないことであるし、被告国としても、法的責任の存否の争いを超えて、広く社会的・人道的見地に立って、被告製薬会社と共同して被害の早期、円満かつ適切な救済を図るとともに、エイズに対する研究をさらに進めて、これを根治できる治療薬の早期開発および治療体制の整備拡充に向けて衆知を結集し、さらに、本件のような医薬品による悲惨な被害を再び発生させることがないよう最善の努力を重ねることをあらためて誓約することこそが強く要請されるというべきであり、かくすることこそが広く国民の支持と共感を得るゆえんであると確信するところである。（以下省略）

菅元厚生大臣の謝罪

一九九五年、大阪と東京の民事裁判が結審し、秋には裁判所から第一次和解案が示された。

一九九六年一月に菅直人氏が厚生大臣に就任。二月一四日から一六日にかけて東京原告団の座り込みがあった。その集会が終わる直前に、当時の菅厚生大臣が原告団を大臣室に招じ入れて、いわゆる「郡司ファイル」なるものを出して、こんな重要な書類が隠されていましたと「謝罪」した。「法的責任の存否を超えて救済する」ことと謝罪することとは全く異なる。

川田龍平氏とフォーシーズンズホテルで会って話をした時、彼が「菅厚生大臣が謝罪した時、皆が涙を流して喜んでいたが、私は全然嬉しいとは思わなかった。なぜなら、何を謝罪したのかわからなかったから」と言っていた。

非加熱製剤は世界中の国で使われていたのだから、日本だけが間違って非加熱製剤の製造承認をしたわけではない。エイズのリスクがわかったのだから製造承認を取り消すべきだったのに取り消さなかったことが間違いだというのなら、その後になってわかったことだが、エイズが話題になりはじめた一九八三年の時点で血友病のHＩＶ感染者の半数はすでに感染していたのである。

テレビにそのファイルが大写しになったので、私も見た。自分で作ったものだから、そのファイルがどんなものかはすぐわかった。後でも述べるように、あのファイルは新任の技官補佐が着任早々、いわば自分の勉強のためにいろいろと書いては私に見せるので、私が手直しをして、そのまま捨てるわけにもいかず、ファイルしていたものである。課としては重要なファイルではないが、課長が残したものなので捨てるわけにもいかず、その後どこかに置かれていたものだろう。私も川田氏と同様に菅厚生大臣が何を謝罪したのか釈然としなかったが、一般の人はやっぱり厚生省が悪かったのだ、と思っただろう。

和解の成立

翌一九九六年、裁判所から第二次和解案が提示された。

第二次和解案の所見には、「厚生大臣が原告の代表者と会見され、裁判所が和解勧告に当たっての所見中に示した国の責任を認めて謝罪する旨の発言をされたことは、裁判所の意のあるところを汲み取られた上での、和解を成立に導く大きな動きとして、きわめて高く評価されるところである」との文章が加えられた。そして三月に和解が成立した。提訴から和解まで実に七年を要したことになる。

そして、その年、一九九六年九月に安部英医師が逮捕、拘留、起訴され、五年後の二〇〇一年、無罪判決が出された。検察が控訴したが、二〇〇五年に安部医師の死去で公訴棄却となった。足かけ一〇年に及ぶ裁判であった。

身の回りに起こったこと

ある時、私の教室のある医学部三号館の玄関に入ったら、男が近づいてきて「郡司教授か?」と聞く。「そうですよ」と答えたら、突然「恥を知れ!」と叫んで、顔を一発殴ってきた。クリンチのような恰好で二発目を避けたら、学生がその男に後ろから組み付いた。私も殴り返そうと思ったが、怪我(けが)をさせては厄介だと思って、男の眼鏡を外してから一発お返しをした。

人の顔を殴ったのは生まれて初めてだった。なんだかペチャッとした感じだった。それから、柔道の技でいうと「大外刈り」で倒そうとしたが、あまり強くたたきつけると後頭部を打って危険なので、そっと倒して「肩固め」にした。これで押さえ込むと絶対抜けられない。本富士(もとふじ)警察署が近いので、すぐ警察を呼んでほしいと学生に頼んだ。肩固めで抑え込まれると、ちょっと苦しい。ちょうど、私の口が相手の耳元に来るので、ぐっと力を入れて「誰に頼まれた!」と言ったが、それにはさすがに答えるはずはなかった。警察署は医学部三号館の裏手の通用門から出たところにあったが、警官が来るまでに結構時間がかかった。唇が切れて口からは血が滴った。

事件として立件するために警察が来て、現場の再現をせよということになって、警官の一人が横になった。押さえ込んでみて、こんな男でなくてよかった、こんな男だったら押さえきれなかったかもしれないと思った。

大阪の西郷隆盛を思わせる名前の団体からは、蛇腹折りの脅迫状が届いた。「天誅が下るだろう」と書いてあった。私は「鹿児島にゆかりのある者としてきわめて残念だ」と返事を書いた。それっきりだった。

私の教授室のあるフロアのトイレに入り、出ようとしたら、ドアの内側に「assassin 早稲田人物研」と書いてあった。医学部の事務を通して早稲田大学にそのような団体があるか尋ねてもらったら、実際にあるという答えだった。それで、危険が身の近くに及んでいることを実感した。素手でなら、ただやられっぱなしにはならないぐらいの自信はあったが、飛び道具や刃物だと難しい。それ以来スパナをポケットに入れて歩いた。また、地下鉄のホームで待つときにはホームから離れて立つようにした。

その他にも、よく知った人から、親切を装って「本当のことを言ってしまったほうがいいですよ」という書状が届いたりした。

電話もたくさんかかってきた。ある時、研究室の電話に出ていた大学院の女子学生が、突然泣き出した。「どうしたのか」と尋ねたが、彼女は「看護師さんからです」とだけしか言わなかったが、内容は想像できた。

「東大職連」という団体が、大学のいたるところに立て看板を立てた。「血友病患者一八〇〇人『殺人政策』の責任を取れ！」などと書いた立て看板を東京大学のキャンパスのすべての門、バス停に、そして赤門の前には私の巨大な写真入りの看板を立てた。

何度も大学に撤去してほしいと言ったが、「私物なので撤去できない」とか、「清掃日に片付けます」とか、言を左右にしてさっぱり対応してくれない。裁判に訴えようかと思って、安部医師の弁護人でもあった弘中惇一郎弁護士とも相談したら、おもしろいからやりましょう、ということになり、大学に対して学則など基本的な情報の提供を依頼した。しかし、自分が世話になっている大学にまで迷惑をかけたくないと思って、私は踏み切れなかった。

「東大職連」という名称は労働組合を連想させるが、実際は農学部の「分生研」（分子細胞生物学研究所）というところの当時助手だった温品惇一氏がほとんど一人でやっているとのことだった。直ちに訴訟することも考えたが、定年退職も近く、いろいろと務めがあったので、自分の責任に専念すべきだと思って、退職後に訴えた。完全勝訴で、温品氏は慰謝料を支払い、次のような謝罪文を書いた。

私は、平成八年一一月ごろから平成一〇年三月ごろまでの長期間にわたり、東京大学本郷キャンパス校内の多数個所において、郡司氏の名誉を棄損し、かつ、郡司氏を侮辱する内容の立て看板多数を「東大職連」の名義で掲出しましたことを、ここに謝罪いたします。

温品惇一

郡司篤晃殿

一番嫌だったのは「ＨＩＶ訴訟を支援する会」のメンバーで法学部三年の一人の東京大学新聞に対する投書から始まる一件だった。

彼は、「郡司教授は薬害エイズの真相をすべて語り、きちんと責任を取って医学部教授を辞めるべきだ」と書いた。私は心底、怒りを感じた。私は大学には政治的なことを持ち込むべきではないと信じていたからである。ドイツではナチスの思想に染まった大学生がナチスの思想に反する書物を焼き払うという焚書(ふんしょ)事件が起こった。その後、ドイツは第二次世界大戦に向かってひた走った。私は東京大学新聞にお願いして次のような文章を掲載してもらった。

『東京大学新聞』一九九八年三月

裁くのは我にあらず

東京大学のみなさんに「聞けわだつみの声」を読んでほしい。我々の先輩の若い魂が残した戦争の苦悩の体験である。彼らの死の意味は何だったのだろうか。それは今我々が享受している平和と繁栄を一日でも遅らせるためだったのだ。敗戦の時、私は小学校の二年で水戸市という地方都市に住んでいたので、私の戦争体験は戦後の食糧難ぐらいで、直接の記憶はほとんどない。しかし、その記録を読み号泣した。それは私の戦争体験の最も中心的なものとなった。私が定年なので、東京大学にいる人の中には戦争の記憶はほとんど消滅することになろう。

私はエイズの問題で長い間立て看板を立てられた。血液製剤によるエイズ感染は医療の歴史に残る痛ましい出来事だった。しかし、事件性は薄い。アメリカの多国籍企業が濃縮製剤を独占した時、たまたまアメリカで同性愛が流行しエイズウイルスを増幅し、それが血液製剤に混入し世界中に輸出してしまった。私がいかにその問題に取り組み努力したかは、最近ジャーナリズムも一部を除いて理解してきたようであるが、当時は私が何を言っても理解されなかった。エイズの問題は医学がいかに不完全な技術であるかを示しており、それが刑事事件で裁かれるとしたら医療は成り立たない。我々の社会はこの問題をもっとしっかり議論すべきである。私は現役の時には職務に専念すべきと思って努力してきたが、退職したらその問題に取り組み、社会的にも議論を提起していきたいと思っている。

原告団から和解を少しでも有利にしたいという訴訟対策の揚げ足取り的告発を受けた時、事前にそれを知って私に辞職を迫った法学部の学生がいた。正直に言って私は怒った。なぜならば、ことの真実を十分に確かめずに、大学の中にそのような運動を持ち込んで職員の辞任を迫るような言動は許されるべきではないと思ったからである。かつて、ファシズムが我が国を支配したとき、ジャーナリズムはこぞって国民を戦争に駆り立てた。戦争に反対する者は非国民とされリンチを受けた。その旋風は大学の中にも入り込んで非国民扱いをされた東京大学の職員も少なくなかったのではないか。そして学生までを戦場に駆り立てたのである。

最近、子供のいじめが問題にされている。それは子供が悪いのではなく、大人の社会がいじめに満ちているからである。いじめの問題はいじめっ子といじめられっ子だけの問題ではなく、それを周りの人が止めないで無関心を装っていることである。大人の世界のいじめは正義の名をかたって不正義をすることに特徴がある。あんな人権蹂躙の立て看板一つ管理できない大学の自治能力はどうなっているのだろうかと心配でならない。

私のような立場から見ると、日本という国は決して上等な国ではないことがよくわかる。しかし本学の出身者は少しでも日本を良くするような働き人になってほしい。そのような生き方には摩擦や抵抗がつきまとう。どんなことがあってもくじけない生き方は、自らが誠実に、一生懸命生きること、そして精魂込めて仕事をすることである。そして、天に宝を積むことである。裁くのは我にあらずである。

最終講義での出来事

一九九八年三月で私は東京大学を退官した。東京大学の医学部には、定年退職する教授はそれまでの研究をまとめて報告し、関係者がご苦労様でしたと花束を贈呈したりする儀式がある。一九九八年三月末、私の最終講義のとき、教室の前方の席を川田龍平氏と「龍平氏を支える会」の人たちが占拠した。講義を始めようとすると、まずエイズの質問に答えろと言う。押し問答をしていると、階段教室の後ろのほうから当時学生だった林玲子氏が大声で「始めましょうよ！」と言った。教室は一瞬静まり返った。それで講義を始めることができた。人前で話をして口が渇くのを初めて経験した。

講義が終わると、また私への糾弾集会のようになった。私が退室しようとしたら、龍平氏が松葉杖で私の行く手を遮った。その時、私は龍平氏と「別な雰囲気で会おう」と約束した。

その後、若干の経緯があったが、六月一日、椿山荘にあるフォーシーズンズの喫茶室で、龍平氏と保田行雄（やすだゆくお）弁護士に会った。そのとき、保田氏から、「感染したとき、龍平氏は一〇歳だったので、本当に何も知らないのです」と聞かされ、胸が詰まった。彼には、私が知っていることは何でも話すと約束した。また、最終講義の時のようなことをやっても、後世のためには何も残らないから、それよりも、二人の対話を本にしようと、私から提案した。保田氏は原告と被告で争った者が本を出すのは前代未聞だと、前向きの評価だった。

録音テープが出てきた

和解成立後、安部英医師が刑事告発を受け、逮捕、起訴された。一九九八年に入って、検察が厚生省を家宅捜索したら、その中から第一回のエイズ研究班会議の録音テープが出てきた。

安部医師の裁判の公判の準備のため検事と話している時、第一回の研究班会議のテープが出てきて、私がトラベノールの回収を報告していたことを聞かされた。それを聞いた時には、「やっぱり報告していたんだ」と思っただけで、別に感動もなかった。私としては潜伏期間が長ければ、後になって発症する人が出てくることは当然あると思っていたので、回収があったことは覚えていたが、研究班会議で報告したかどうかは覚えていなかった。

私は何度も、いろいろなジャーナリストからも「回収があったことを研究班に報告したか」と聞かれたので、覚えていないと答えてきた。「なぜ覚えていないのか」と聞かれたので、それは「大事な情報じゃなかったからだ」と答えてきた。何しろ、一〇年以上も前のことなので、自分で大事だと思ったことは結構覚えているが、大事じゃないと思ったことは忘れている。

ＮＨＫの桜井均氏と今井彰氏は、私が覚えていないなら、「報告しなかった」ことにして話を作ってもいいだろうと思ったのだろう。私の記憶というきわめて不確かなことの上に「埋もれたエイズ報告」という「物語」を作ってしまった。

七月にこのテープがあったことが報道された時、テレビ朝日のニュースキャスターの久米宏さんが番組の中で、テープが出てきてみたら、トラベノール社が一ロットを回収したことを私が研究班に報告していたことを伝えて、最後に、「これで全部やり直しだ！」とコメントしていた。

世界中の関係者が知りたかった重要なことは、まずエイズの本体は一体何なのか、もしもそれがウイルスだったとしたら、それはどのような性質のウイルスなのか、血液製剤を介して感染するものなのか、潜伏期間がどれほどなのか、発症率などであった。私はそれらを知りたいと、大量に送られてくる文献を一生懸命に読んでいた。

「埋もれたエイズ報告」では、取材を受けた塩川優一氏は、ロット回収の書類を突然見せられて、「この文書は今初めて見ましたし、これを知っていれば自分の考えは違った」と言った。これが、番組の中心的なメッセージである。

ところが、塩川医師は第一回の研究会に出席しており、テープの反訳を読んでみると、前にも述べたとおり、塩川医師は当時きわめて楽観的な考えを持っておられたことを確認した。これは、塩川医師を責めているわけではない。人間の記憶というものが、塩川医師ほどの人でも、いかに現在の知識や言説によって潤色されるかということを示している。

桜井均氏はその著書で、「なぜこの情報を関係者に伝える必要はないと判断したのだろうか。郡司氏のこのときの行動は、たとえは悪いが、火災の発生を知って、火事と叫ばず、出火の原因、火勢の程度、延焼、類焼の速度などを、科学的かつ厳密に読みとろうとしていた、ということもできる。もっとも、これを火災の発生と見なさなかったとすれば、以上のたとえは意味がない」と書いた[101]。そして、行政の「不作為の連鎖」がエイズを蔓延させた、と主張したのである。

きわめてわかりやすい話である。しかし、何が起こっているのかがわからなかったから私たちは必死に調べていたのである。結果的には、人類が史上初めて経験するレンチウイルスの感染だったのである。

この番組はその後の我が国におけるエイズに関する議論にきわめて大きな影響を与えた。裁判所でも視聴され証拠に採用された。また、番組は日本ジャーナリスト会議本賞を受賞した。それ以上に問題だったのは、行政の不作為というワンパターンの間違った解釈を定着させ、この大きな悲劇から我々の社会が多くのことを学ぶ機会を奪ってしまったことである。

安部英医師が刑事告発を受け、検察が厚生省の家宅捜索をしていなかったら、ＮＨＫの言うことがエイズの「正史」になっていただろう。

ＮＨＫと、特に桜井均氏や今井彰氏らは慌てたらしい。その録音テープが法廷で公開されたその日の夕方、突然川田龍平氏から私の自宅に電話がかかってきた。今から、私の自宅へ行きたいと言う。「藤沢までは遠いからこちらから、私が行きますよ」と言ったら、「いやそばまで来ている、今ケーキを買っている」ということだったので、それじゃ、どうぞということになった。

ピンポーンとドアのベルがなって、招じ入れようとしたら、龍平氏と悦子さんの後ろに見知らぬ男性と女性がついてきた。ＮＨＫの「埋もれたエイズ報告」のディレクターの桜井均氏と三省堂から出版された『埋もれたエイズ報告』の編集者の阿部正子氏だった。私の弟から桜井氏とは開成高校の同級生で仲が良かったと聞いていたが、会うのはこれが初対面だった。川田悦子さんは、「どうも御苦労さまでした」と私を労ってくれて、持参のケーキや、私の秘蔵のワインなどを飲食しながら歓談した。問わず語りに悦子さんから、重大な告白があり、私は非常に驚いたが、私としては信頼関係ができた証しだと思って嬉しかった。そのとき、桜井氏から第一回研究班の録音テープの反訳を見せてほしいと要求されたが、あまりに唐突だったのでそれは断った。

数日後に、阿部正子氏から電話があり、「本を作ることの具体的な相談をしたいので、三省堂の編集部まで来てほしい。龍平氏も来るから」と言う。

約束の日の午後の四時に水道橋の三省堂の編集部に行くと、桜井氏、阿部氏、川田悦子さんが待っていた。龍平氏は講演があって、そのうち帰ってくるというので待っていたが、なかなか現れなかった。その間、桜井、阿部の両氏から安部研究班の録音テープの内容などについて、ありとあらゆる「質問攻め」にあった。

夕飯も食べないまま、とうとう夜の一〇時を回った。龍平氏は来なかった。不審に思って、私が桜井氏に問いただすと、桜井氏は気色ばみ、逆に突然、「本を出すことで免罪符にしようとし

101　前掲95、ＮＨＫ取材班編・桜井均著『埋もれたエイズ報告』、八一頁。

ているのではないか」と言った。変なことを言うものだ、また騙されたのだと思った。たまたま悦子さんが、「あの『埋もれたエイズ報告』こそ、本当に有り難い番組だった」と言ったのに対し、桜井氏が、「あれはただ国民が知りたいと思っていることを放送したまでだ」と答えたことに悦子さんが腹を立てて興奮して涙を流して大声でわめきだしたので、私はこれ以上付き合っても意味がないと思い、そのまま帰らせてもらった。当初から、本を出すことなど考えてもいず、単に私を呼び出すための嘘だったのである。

しかし、桜井氏の「免罪符」発言にはどうしても納得できず、翌日「免罪符というのであれば、私の罪はなんですか？　返事をください」と手紙を出した。返事は来なかった。

総括責任者を偽ったNHK[102]

その後、九月に川田龍平氏がドイツに留学してしまい、本を作る話は途切れたままとなった。その年（一九九八年）の暮れになって、ＮＨＫ福岡放送局の山口智也氏から突然の電話があり、「龍平氏が私との対話形式でエイズ問題の検証番組を提案してきているがどうか」と言ってきた。龍平氏との対話はもともと私からの提案だったし、川田母子とは信頼関係ができたと思っていたので、私は承諾した。「ＮＨＫは表面には出ず、ただ二人の対話を忠実に記録するだけなので、時間をかけてじっくり話し合ってほしい。だから、シナリオも打ち合わせも一切ない」と言われた。ディレクターは、野生動物など自然を対象にしたドキュメンタリーを制作している松居径氏だとのことだった。

収録は、一九九九年四月九日、一一日、一六日の三回を予定された。番組制作の話があってから四か月がたっていたが、その間、私には企画の意図なり進行なりに関する書類は何一つ渡されなかった。

四月九日、一回目の収録のために、東京・代々木のNHKに到着したところから、控室で待つ間もカメラは回り続けた。スタジオに行くと、龍平氏だけではなく悦子さんもいた。収録が始まってみると、龍平氏からまるで刑事裁判さながらに、パソコンに準備されていた質問を畳み掛けるように浴びせられた。私には番組の進行に関して何の事前知識も与えられていない。言葉を探そうとするが、言いよどんでいるように見せるために、初めから計画されていたのだろう。その間、龍平氏はカメラの前で薬を飲んだり、明らかに意図的と思える振る舞いをしたりした。これはまたはめられたのだとは思ったが、とにかく収録が終わるまで誠実に対応しようと思って付き合っ

102 郡司篤晃「私が体験したNHKスペシャルの耐え難い作為」、『正論』一九九九年一一月号、九二－一〇三頁を改変。

た。

一一日も同様だった。私はまず龍平氏の話を聞こうと思っていたのだが、休憩のとき、松居氏から「もう少しお話しになってもよいと思いますよ」と言われたので、機会をとらえてできるだけ話そうとした。しかし、少し体系的に話そうとすると、「それはいいです」と制止されてしまう。龍平氏には、私の話を聞こうという雰囲気は全くなかった。ついに、「謝罪してほしい」と言うので、そのために来たのではないと断ると、悦子さんが横のほうで突然、「それでもあなたは人の子の親ですか！」などと、机を叩いて大声で怒鳴るありさまだった。収録の終わりに、次の相談をしようとしたら、ＮＨＫ側から「龍平氏が『謝罪がないならもういいです』と言っている」といって三回目の収録を断られた。結局、構造的な問題などについてはほとんど話すことができず、ちょっと話しかけたことも実際の放送ではカットされていた。

川田龍平氏は、ジャーナリズムのカメラの前では「真相究明」と叫んでいた。だから、私は真相を話してあげたいと思っていたけれど、私が考えていた真相には全く関心を示さず、今度は謝罪がなければ意味がない、と言う。

二回目の収録が終わった後、私はまたＮＨＫに騙されたという結論を下すしかなかった。放送の無期延期を申し込むことにし、五月一七日、担当の山口智也氏宛てに無期延期をお願いする手紙を出した。山口氏はそれを開封せず、なんとそのまま送り返してきた。やむなくファックスしたが、それにも返事はない。その後のやり取りは省略するが、六月二九日の夜一〇時半ごろ、山口氏から突然電話があり、七月四日のNHKスペシャルで放送すると言ってきた。やめてほしいと言うと、放送法により放送する、と言う。

テレビの月間番組表を見たら、他のところにはすべて番組名が入っているのに、四日のそこだけは「放送局の都合により未定」と書いてあった。そこでやむなく、七月一日、放送差し止めの仮処分申請を東京地裁にし、同二日の審尋後に記者会見を行った。結局、NHK側から、両者の主張時間はほぼ同じになる、対談についてのNHKの評価はしないという説明があったため申請を取り下げたのだが、この判断は甘かった。再放送についても放送前日に通告された。これも番組表には同様の手口で伏せられていた。

なによりも愕然（がくぜん）としたのは、放送の最後に制作に関係した人々の名前がロールアップされていく中に、松居径氏の名前はなく、今井彰氏が総括責任者とあったことだ。もし事前にこの番組が今井彰氏によって作られることを知らされていたら、私は絶対に協力しなかったであろう。彼はあの「埋もれたエイズ報告」を制作する時に私の研究室にやって来て、きわめて失礼な取材をし、私が心底怒りと不信を感じている人物だったからである。今井氏は故意に私にその名前を隠し、陰で制作の指揮をしていたのである。つまり、私が龍平氏と「本を出そう」という約束をしていたのを利用して、「埋もれたエイズ報告」の言い分け番組を作ろうとしたのである。

あの番組を見た多くの人からは、「あの番組の意味がわからなかった。なんであなたはあんな番組に出たのか?」「川田君は英雄なんですよ。わざわざ叩かれるために出たの?」などと散々だった。

ＮＨＫとしては、あの「埋もれたエイズ報告」の訂正番組を作らざるをえなかったのだろう。だから、番組のはじめのほうで、私が「ロットの回収を研究班に報告していました」とナレーションを入れていた。しかし、普通の視聴者にはそのような弁明はほとんど印象には残らなかっただろう。そして、全体としては英雄の龍平氏が悪者の私を問いただすという形に仕立てられていた。

他にも、悪意に満ちた編集が随所に施されていた。例えば、番組では、私がいわゆる帝京大症例のロットの追跡を指示しなかったので感染が拡大したと主張した。しかし、血友病は先天性の疾患だから、長期にわたって多くのロットの凝固因子製剤を点滴投与されており、しかも検査もできなかったのだから、ロットをたどることなどできるはずがない。そもそも、潜伏期も不明な段階でロットをたどっても意味がない。そして「埋もれたエイズ報告」から多くの画面をコピーして使って、もう一社の回収を報告しなかったからだという主張を繰り返していた。しかし、テープの反訳を見たら、その回収のことも私が研究班に報告していた。

最後の場面に、安部医師が検体をアメリカのガロ博士のところに送った結果、陽性者が多くいたので、「あなたは諦めたのではないんですか！」と、龍平氏が一段と声を荒らげて追及するシーンを挿入した。しかし、検査結果が安部医師に届けられた時には、私はすでに課長職にいなかったのである。にもかかわらず、安部医師が国会で「郡司さんに報告した」と間違って証言した場面を、あたかも「郡司さん」が責められるべきだという印象を与えるために挿入していた。これは番組の最後の最も印象が強く残る場面である。内容が間違いであるばかりでなく、あのような演出は不当としか言いようがない。なぜ、公共放送のＮＨＫがその強大な権力を使って、一個人を執拗に攻撃しなければならないのだろうか。

ＮＨＫは自らに倫理規定を課している。「国内番組基準」には次のとおり書いてある。

《第一章　放送番組一般基準》

第一項　人権を守り、品格を尊重する。

第二項　個人や団体の名誉を傷つけたり、信用をそこなうような放送はしない。（中略）

第五項　一、意見が対立している公共の問題については、できるだけ多くの角度から論点を明らかにし、公正に取り扱う。
二、現在、裁判にかかっている事件については、正しい法的措置を妨げるような取り扱いをしない。（以下省略）

あまりにひどいことだったので、私は、国立がんセンター名誉総長で、その当時、NHK中央放送番組審議会の会長だった阿部薫氏を、横浜労災病院の院長室に訪ねた。そして、資料をお渡しして、いきさつを説明し、審議会の委員に渡してください、とお願いした。

何日か後に電話をすると、「NHKの人が来たので渡しておいたから、追って沙汰があるでしょう」ということであった。氏は、NHKが手を回して、資料を奪いに来たことがわからなかったらしい。慌てて、「各委員にお渡しいただきたい」と言ったら、「もう私の手を離れている」とのこと。死者を悪く言うのは気が引けるが、国立がんセンターの総長までされた人なのに世の中をわかっていないんだ、とつくづく思った。

第四章

国々の対応

アメリカの対応

エイズへの対応は、国によって背景となる価値観や法制度などが異なっていたため、大きく異なった[103]。

アメリカ合衆国憲法には健康権の記載はない。健康を守ることは州政府の仕事である。だから、血液事業の所管も州である。血液事業の目的は、事故や事件での大出血や大手術には輸血が必要となるので、血液を確保し供給できるようにすることである。そのため、すべての州は血液保護法（blood shield law）を制定している。アメリカではこの法律によって血液およびその製剤は安定的に供給されてきた。

もともと血液はいろいろな感染源などが含まれていることはわかっていたので、血液製剤の提供者に対する損害賠償請求を認めない。血液製剤は製品というより輸血というサービスであるという考え方である。

また、独占禁止法によって、血液製剤の提供を赤十字だけが独占することを許さず、民間の事業者も供給してきた。原料は売血であった。特に、付加価値の高い分画製剤においては、民間企業が新たな製剤を開発して提供し、主導的役割を果たしてきた。血友病の治療のための濃縮製剤もアメリカの企業によって開発された。そしてその優れた効果のために世界中の国々に輸出された。

アメリカのシステムは、結果的には未知のリスクに対応できず、血液製剤の輸出を通して、世界中の多くの国々にＨＩＶ感染を広げてしまった。

ＨＩＶの感染被害に対する個人の訴訟はほとんどが敗訴した。公民権運動などを経験したアメリカでは集団訴訟には厳格で、ＨＩＶの集団訴訟は認められなかった。しかし、集団での交渉は認められた。それによって、一人当たりの補償額は一〇万ドルとなった。

また、訴訟で政府の責任が問われることはなかった。

一九九三年に、エドワード・ケネディ上院議員らのリーダーシップでアメリカにおけるＨＩＶへの対応に関する調査委員会が組織され、勧告を行った。(104)

103　本章の内容はトヨタ財団の研究費で行われたエイズ問題に対する各国の対応の比較研究によっている。Ｒ・ベイヤーらによって組織されたエイズに対する国際比較研究会の報告書は、Feldman, E. A. and Bayer, R., ***Blood Feuds: AIDS, Blood and the Politics of Medical Disaster***, Oxford University Press. 1999. エリック・A・フェルドマン、ロナルド・ベイヤー編著、山田卓生、宮澤節生、杉山真一 日本語版編集、山下篤子訳『血液クライシス――血液供給とＨＩＶ問題の国際比較』現代人文社、二〇〇三年。私も研究会に招かれて原稿を提出したが、本書には掲載されなかった。

104　前掲47、IOM, Committee to Study HIV Transmission Through Blood and Blood Products, ***HIV and the Blood Supply***, 1995.『ＨＩＶと血液供給』、一九九八年。

その主な内容は、

・連邦政府組織が分立していたので、それらの責任と役割の分担の明確化する。

・政府と独立した専門家による諮問委員会を設置する。

・無過失補償制度を検討する。

・医師と患者への情報伝達を促進する。

というものだった。

ドイツ（旧西ドイツ）の対応

保健の問題は、アメリカと同様に、連邦政府ではなく州政府の責任であった。

濃縮製剤の第Ⅷ因子製剤の一人当たりの使用量は世界で最も多く、アメリカからの製剤の輸入も多かったので、ＨＩＶへの感染率も高かった。

ドイツの法体系では、被害者の立証責任が大きかったこともあり、患者らは裁判を通して企業の法的責任を追及することを断念し、一九八五年に製薬企業と和解して損害賠償の請求権を放棄した。金額は一人当たり七万マルクであった。[105]

地方自治体の責任追及も裁判にはならなかった。

一九九五年に連邦政府は、企業、赤十字、地方・連邦政府からの寄付金により補償財団を設立し、感染者、発症者、二次感染者らに、それぞれ一定の期間と金額の給付が行われることになった。

フランスの対応

フランスの献血制度は、第二次世界大戦中にパルチザンを支援した組織から生まれた。一般の市民による無償の献血制度で国民の誇りでもあった。したがって、発祥はボランティアの組織であったが、濃縮製剤の供給のほとんどは国立の中央輸血センターが行っていた。

血友病患者の約半数がＨＩＶに感染したことの責任をめぐって、大きな社会問題となった。国が直接の提供者だったので、その責任者や行政担当者、さらに政治家までがその責任を問われた。裁判などの争いの詳細については他の成書を参照してほしい[106]。

その結果、不特定多数による愛の献血制度が変更され、特別の公社が設立されて、科学的で厳密な検査によって安全であることがわかっている血漿（けっしょう）供血者に依存する新たな制度になった。つまり、臓器移植と似た特別なボランティアに依存するシステムへと変わった。

105　現在はユーロになった。当時の一マルクは七〇円とすると、約五〇〇万円。
106　前掲103、Feldman and Bayer, *Blood Feuds*, 1999.『血液クライシス』、二〇〇三年。

日本の対応

アメリカの研究者らによると、日本の紛争解決は以下のような特徴があったという[107]。日本の特徴は、集団訴訟で企業と政府の責任が追及され、和解となり、企業だけでなく、政府も謝罪して和解金を四〇パーセント分担したことである。

一種の大きな社会運動となり、濃縮製剤によるＨＩＶ感染者に対する補償額が、一人当たり四五〇〇万円で、世界最高額であった（アメリカのほぼ四倍）。さらに、構造的な問題よりも、個人の責任追及に焦点が当てられたことである。

日本の血液行政のその後の動き

日本は、国会議員が法案を作成することはめったになく、行政による法律案提出がほとんどである。行政は、専門家を集めて検討会を組織し、法案を作成して国会に提出する。ジャーナリズムが報道しない場合には、一般にはほとんど知られないまま行政主導で制度の改変などが進む。関心がある人でもよほど積極的に調べないと、制度がどのように改変されたのか理解することは難しい。以下は、私が生物製剤課長として取り組んだ血液事業が、その後どのように改定されたのかの概要である。年次的なことは、巻末の年表を参照してほしい。

血友病のための濃縮因子製剤によって日本の血友病患者の約半数がＨＩＶに感染した。そのうちの約半数はエイズへの関心が高まった一九八三年以前に感染していた。また、当時「非A非B」(non-A non-B）と言われていた肝炎は、その後にウイルスが同定され、C型肝炎と名づけられた。「入るを量る」ための採血基準は、私が異動になってから二年後の一九八六（昭和六一）年に改定され、全血の献血は二〇〇ccから四〇〇ccまで増やされ、また成分献血が認められた。

いわゆる「ねじれ現象」を解消するために検討された「日赤から民間企業への委託製造」は、一九八七（昭和六二）年に開始された。また、一九九二（平成四）年から、日赤も第Ⅷ因子の製造を始めた。しかし、翌年の一九九三年からは遺伝子組み換えの第Ⅷ因子製剤が発売され、第Ⅷ因子製剤の供給量としては必要量を充足し、献血由来の濃縮製剤の供給量は減少の一途をたどった。その結果、一九九四年には血液由来の製剤はすべて国内献血から製造されるようになった。

安全性の確保の技術については、スクリーニングの技術の急速な進歩などもあり、ＨＩＶやC型肝炎ウイルスなど、既知の感染症についての安全性は飛躍的に高まった。しかし、未知の危険

107　前掲103、『血液クライシス』、第二章、六七－一〇二頁。

因子については排除できないことは当然である。

今後は、稀な感染症のスクリーニングをすれば、その頻度が低いほど、また厳密にすればするほど費用は増大せざるをえないので、経済的な効率性も考慮したスクリーニング技術の開発が重要である。[108]

二〇〇二（平成一四）年、「医薬品副作用被害救済制度」[109]に、それまで除外されていた血液製剤が含められ、独立行政法人「医薬品医療機器総合機構」[110]が制度の運営に当たることになった。この制度は、医薬品を適正に使用したにもかかわらず、副作用によって健康被害が生じた場合に、医療費等の諸給付を行うものである。[111]必要な資金は医薬品を製造販売する企業が拠出し、政府もその一部を補塡する。

同年、「採血及び供血あっせん業取締法」が改定され、新たに通称「血液新法」が制定された。[112]この法律は、①血液製剤の「安全性」および「安定供給」のための「国内自給」に関する国の責務に言及したこと。②血液製剤の医療現場での適正使用の推進に努めることを定めた。厚生労働大臣は血液製剤の安定供給のための需給計画を立てることになった。また、この法律により、有償採血と呼ばれていた売血は禁止された。

二〇一二（平成二四）年、日赤の血液事業部門と田辺三菱製薬の傘下の株式会社ベネシスが合併して、一般社団法人「日本血液製剤機構[113]」が発足した。献血による血液製剤はこの機構が独占的に受け入れて製剤を製造販売することになった。本機構が医療現場での需要の動向を調査し計画的に供給することを目指す。

本機構は発足したばかりであるが、課題は多い。この血液製剤の新制度は、いわば鎖国による計画経済であり、グローバル化が進行する中で、いろいろな課題に直面しそうである。現に、日本におけるアルブミンの自給率は六〇パーセント程度で停滞しており、残り四〇パーセントの輸入製剤の原料は売血である。自給率だけから見れば、売血制度を基本とするアメリカは完全に自給している。そればかりか、日本をはじめアジア諸国などの支援をしている状況である。

108 前掲103、『血液クライシス』、六〇頁。HIVに感染したばかりの（いわゆる「ウィンドウ期間」の）人の感染を検出するには高度の検査技術が必要である。その検査を導入することによって命を一年延長するのには二三〇万ドルかかるという試算もある。一ドル一〇〇円として二億三〇〇〇万円である。

109 制度の発足は一九八〇年だが、発足時には血液製剤は除外されていた。

110 〈http://www.pmda.go.jp/〉（二〇一五年四月一〇日アクセス確認）

111 給付の種類としては、医療費、医療手当、障害年金、障害児養育年金、遺族年金、遺族一時金および葬祭料がある。予防接種の副作用は、予防接種健康被害救済制度によって補償の対象となる。

112 正式な名称は「安全な血液製剤の安定供給の確保等に関する法律」。

113 〈http://jbpo.or.jp/〉（二〇一五年四月一〇日アクセス確認）

血液製剤の開発・改良に関しては現在もグローバル企業の間では激しい研究開発競争が行われている。例えば、血液凝固因子については、効果の持続時間の延長、インヒビター発現率の低下、低価格化などが目指されている。国際企業と鎖国下に置かれた公益法人との競争の再現である。

C型肝炎訴訟

エイズが問題になる前から未知の血清肝炎ウイルスがあることが知られていて、AでもないBでもないという意味で「非A非B」と呼ばれていた。その後、ウイルスが同定され、C型肝炎と呼ばれるようになった。C型肝炎ウイルスは血液を介して、あるいは保菌者との濃厚な接触などによって感染するが、感染しても症状がないまま一〇年以上たってから次第に肝炎から肝硬変、肝がんになって死亡するという悪性のウイルス感染症であった。C型肝炎ウイルスの感染者は世界で一億七〇〇〇万人、日本でも一五〇万から二〇〇万人と言われている。

C型肝炎ウイルスにはいくつかの亜種がある。一部の亜種はインターフェロンが有効で、特に若い人ほど費用対効果も期待できた[114]。根治的な治療法の開発は遅れたが、近年はインターフェロンと他の抗ウイルス剤などを併用することでウイルスの駆除率も飛躍的に高まった[115]。

C型肝炎についても二〇〇二年、血液の凝固因子製剤や止血剤で感染したとして、製剤企業と政府を相手取って集団訴訟が提起され、弁護団には五〇〇人以上の弁護士が集まった。訴訟は二〇〇八年に和解に至る。和解一時金は、死亡者に四〇〇〇万円、肝炎患者に二〇〇〇万円、ウイルス感染者に一二〇〇万円が約束された。また、医療対策などについては、二〇〇九年に「肝炎対策基本法」が制定された。詳細は弁護団の記録に詳しい[116]。

肝炎対策基本法の理念を抜粋すると以下のとおりである。

第二条　肝炎対策は、次に掲げる事項を基本理念として行われなければならない。
一　肝炎に関する専門的、学際的又は総合的な研究を推進するとともに、肝炎の予防、診断、治療等に係る技術の向上その他の研究等の成果を普及し、活用し、および発展させること。

114　Hayashida, K., Nagasue, I., Fukuda, T. and Gunji, A., The natural history model of hepatitis C virus infection and the economic evaluation of alpha interferon treatment, ***Journal of Epidemiology*** (Japan Epidemiological Association), 12(1): 22-32, 2002.

115　近年の医学の進歩により、C型肝炎ウイルスも九〇パーセント以上の人でウイルスの除去ができるようになった。日本肝臓学会・肝炎診療ガイドライン作成委員会編「C型肝炎治療ガイドライン」第3.3版、二〇一五年三月。

116　薬害肝炎全国弁護団編『薬害肝炎裁判史』日本評論社、二〇一二年。

二　何人もその居住する地域にかかわらず等しく肝炎に係る検査を受けることができるようにすること。
三　肝炎ウイルスの感染者および肝炎患者がその居住する地域にかかわらず等しく適切な肝炎に係る医療を受けることができるようにすること。
四　前三号に係る施策を実施するに当たっては、肝炎患者等の人権が尊重され、肝炎患者等であることを理由に差別されないように配慮するものとすること。
第三条　国は、前条の基本理念にのっとり、肝炎対策を総合的に策定し、および実施する責務を有する。

これは肝炎に限ったことではなく、他の病気にも当てはまることであり、いわば医療の基本理念そのものであろう。事が起こるごとに裁判をして、大臣が謝罪して、個別の立法措置によって初めて救済が行われる社会は、決して良い社会とは言えない。医療はますます進歩していくが、その「途上技術」であるという本質が変わらない以上、不幸な事態が起こるリスクは決してゼロにはならない。だから、不幸なことが起こったときに適正に問題を解決する明示的なシステムを構築していかなければならない。

第五章

より良い社会づくりのために

エイズ騒動の総括はいまだ行われていない

濃縮製剤によるＨＩＶ感染は歴史に残る大きな悲劇だった。なぜそれが起こったかを冷静に分析して後世のためにより良い社会をつくることはそれを経験した世代の責任であろう。しかし、我が国ではそのような分析は行われなかった。分析をして改善に結びつけなければ、まさに同様なことがまた起こる。

アメリカでは、エドワード・ケネディ上院議員らのリーダーシップで、議会が行政（保健福祉省＝ＤＨＳＳ）[117]に対してＨＩＶ問題をリビューすることを命じた。ＤＨＳＳは医学研究所（ＩＯＭ）[118]に委託し、一九九五年にその報告書[119]が公表された。その前書きには、次のように書かれている。[120]

本報告書は、米国で汚染された血液が供給されるに至った経緯を総括的に解明し、この間に手探り状態でなされた困難な決定を厳密に評価しようとした委員会の成果である。この報告は、上の期間[121]における血液あるいは血液製剤によるＨＩＶ感染について、いかなる個人的な決定または集団的な決定に対しても、法的責任をとることを求めたり、非難を加えようとするものではない。本委員会の結論と勧告は、血液と血液製剤の受血者におけるエイズ蔓延の流れを抑えようと努力してきた人びとの経験から得られた教訓を、将来の血液供給を担当することになる未来の指導者たちに提供することを目的としている。本委員会は、後視的考察（hindsight）の危険と利点とを十分に認識したうえで、この課題に取り組んだ。後視的考察は、次回にはさらに良い成果を生むための教訓が得られる反面、科学的知識が長らく不十分であった時期に、決断をしなければならなかった人々のあら探しに終止する危険もある。このため本委員会では、一九八二～一九八六年に血液供給によるＨＩＶ感染に関して知られていることを完全かつ客観的に検討するために、あらゆる努力を払った。

---

117 DHSS: Department of Health and Human Service.

118 IOM: Institute of Medicine. アメリカの独立の研究機関で、日本でいえば学術会議の医学専門機関のような位置づけである。

119 前掲47、IOM. Committee to Study HIV Transmission Through Blood and Blood Products, *HIV and the Blood Supply*. 1995.『ＨＩＶと血液供給』、一九九八年。

120 『ＨＩＶと血液供給』、四頁。傍点は筆者。

121 訳者註：文脈から一九八二年～一九八六年を指している。

HIV感染症は死の病ではなくなった

幸い、医学の進歩によりHIVもC型肝炎も治療が可能になって、これらの問題を冷静に見直すことができる環境が整ったのではないだろうか。HIVの複雑な構造やライフサイクルを研究することによって、いろいろな優れた薬剤が開発された。複雑であるからこそ、それらの様々なプロセスをブロックすることによって、ウイルスの感染や増殖を抑えることができるようになったのである。

現在では、きちんと服薬しさえすればウイルス量を測定感度以下まで抑え込むことができるようになった。(122) HIV感染はもはや死の病ではなくなった。もし感染してもそれらの薬剤をうまく使えば、発症を抑えるだけではなく、パートナーに感染させる心配もなくなった。

HIV感染症の対策は「終わりの始まりが見えてきた」と言われている。(123) モンタニエらは、感染直後に治療すれば伝染はほとんど防ぐことができるという意味で、「予防としての治療（TasP: Treatment as Prevention）」という考えを提唱している。(124) 医科学の進歩は、より良い社会づくりの基盤となる。

濃縮製剤はアメリカの製薬企業によって開発され、世界中の血友病患者と医療従事者に歓迎されたが、不完全な技術だった。そして、多くの被害者を出してしまったが、これら感染の治療薬剤もまた製薬企業によって開発されてきたのである。

医療は「途上技術」である

エール大学医学部長だったルイス・トーマスは、医療は「途上技術（half way technology）」だと言った[125]。途上とは不完全だという意味である。それに対して、航空機や自動車は完成度の高い技術であるとして純粋技術（genuine technology）と呼んだ。

技術は安全性が重要であるが、現実の場面では一〇〇パーセント安全ということはありえない。安全学というものがあるが、その実証データはほとんどが事故から学んだものである。だから、

122 ＨＩＶの最近の知見については、例えば、国立感染症研究所のサイトを参照（二〇一四年一月二七日改訂）。〈http://www.nih.go.jp/niid/ja/kansennohanashi/400-aids-intro.html〉（二〇一五年四月一〇日アクセス確認）

123 Gandhi, M. and Gandhi, R. T., Single-pill regimens for treatment of HIV-1 infection, ***New England Journal of Medicine***, 371: 248-259, July 17, 2014.

124 Horton, R., Ending the AIDS epidemic, ***Lancet***, 348(9941): 388, 2014.

125 Thomas, L., Aspects of biomedical science policy, An Occasional Paper of IOM, National Academy of Sciences, November 9, 1972.

東京大学の畑村洋太郎教授は「失敗学」[126]だと言う。これまでの大きな事故の典型は航空機や原子力だったので、それらの事故の分析によるところが多い。多くの事故の場合に人間の間違いによる要素が大きいので、事故対策としては、できるだけ人間による判断を排除する方向での対策が取られてきた。つまりヒューマン・ファクターを減らし、機械に置き換える努力である。

しかし、医療では人間の要素をなくすことは不可能である。しかも、途上技術であり、自動車のようないわば完成した技術ではない。純粋技術である自動車では、例えば、エアバッグの不具合のように、世界中で数件の事故が起こると何百万台もがリコールされる。

アメリカでは医療事故で年間に約五万人から一〇万人の人が亡くなっており、[127]入院患者の三パーセント程度の人に何らかの好ましくない出来事[128]が起こっているという。日本でのこのようなデータは見当たらない。ただ、薬剤の場合には利用者が多いことから社会問題として取り上げられることが多くなる。濃縮製剤によるＨＩＶへの感染事故を、どのような視点で検証しなければならないかは、安部英医師の判決文の「検討に当たっての基本的な視点」が的確に表現している。[129]

エイズと血液製剤の関係は時間的にも空間的にも相当の拡がりを有する問題であった。エイズの浸透ないし蔓延状況に関する情報や、エイズ原因の解明や対処方策の研究に関する情報は、時を追って刻々と変化し、国や地域によっても事情を異にする点があった。本件刑事訴訟では、そのように複雑で多様な事実関係の中から、訴因に明示された特定の行為の是非が問題とされている。本件は、未曾有の疾病に直面した人類が先端技術を駆使しながら地球規模でこれに対処するという大きなプロセスの一断面を取り扱うものである。したがって、その検討に当たっては、全体を見渡すマクロ的な視点が不可欠であるが、それと同時に、時と所が指定されている一つの局面を細密に検討するミクロ的な視点が併せて要請されることになる。

また、エイズと血液製剤をめぐる問題は、以上のように複雑で多様な事実関係を含むものであり、ウイルス学者、血友病治療医、製薬会社関係者、行政担当者など多くの者がこれに関与してきた。流動的で混沌とした状況の下において、これらの者がそれぞれの時期に種々の方向性をもった行動をとっており、それに応じてさまざまなエピソードが存在する。中に

126 畑村洋太郎『失敗学のすすめ』講談社文庫、講談社、二〇〇五年。
127 Institute of Medicine, ***To Err is Human: Building a Safer Health System***, National Academy Press, 2000.
128 アドバース・イベント（adverse event）という。主な内容は感染と事故である。
129 判決文、三一－四頁。傍点は筆者。

は強いインパクトを有するものがあり、事象の本質を構成するような重要なものも存在するところである。その反面、一見して人目を引く点はあるが、事象の正確な把握という観点からは、むしろ紛れを生じさせる作用を果たすものもないわけではない。個々のエピソードの評価に当たっては、こうした点にも留意する必要があろう。（以下省略）

英語に「薬害」という言葉はない

我が国では「薬害」という日本語は定着してしまったが、英語にはない。「薬害」という言葉は「公害」を連想させ、ある感情を伴う。それは本来なら当然避けられることなのに、誰かが悪いことをしたのでまた起こったというワンパターンな見方と関係しているように思われる。

しかし、いわゆる薬害は公害とは異なり、問題の本質とその対策を考える場合には、予断を与えないように慎重さを要する。公害といわゆる薬害では以下のような点で大きく異なっている。

第一に、公害で排出される汚染物質には効用はないが、薬には効用がある。

薬は、古くから、どのような民族にも存在してきた。人類にとってなくてはならないものである。一方、公害における環境汚染物質は、製品を製造するプロセスで出る廃棄物であって、例えば、大気汚染物質と言われるものには、産業活動や自動車から排出される硫黄酸化物や窒素酸化物、あるいはSPM[130]などがあるが、汚染物質には効用はない。だから、そのような物質の排出はないほうがよいのは当然である。そしてその解決方法も比較的単純である。原則はそれらを排出しないようにすればよい。

日本では公害対策のための多くの技術開発が行われた。硫黄酸化物などの場合には、工場から出る排ガスを石灰水で洗うという比較的単純な方法で、排出される汚染物質を大きく減らすことができた[131]。最近、工場の煙突からもくもくと煙が立ち上る光景はほとんどない。当然、そのための設備投資や経費が増えるが、それは企業が負担する。その費用は企業が生産する商品の価格に反映されるので、結局は利用者（受益者）が負担することになる。これを費用の「内部化」という。

日本では環境は改善してきている。東京湾もかなりきれいになって、アサリやハマグリが取れるようになった。

公害の場合は、産業のあり方の問題が問われたが、いわゆる薬害の場合は救命のための医療技

130　SPM（Suspended Particulate Matter）とは大気中に浮遊している浮遊粒子状物質（一〇㎛以下の粒子）。最近話題のPM二・五は、さらに小さい二・五㎛以下のもので、非常に小さいため肺の奥深くまで入りやすく、呼吸器などへの健康影響が心配されている。

131　副産物として石こうが取れる。

術の不完全性に社会がどう対応すべきかが問われたのである。

第二に、汚染物質は除去や排出防止が可能だが、薬では効能と副作用が密接不可分で除去することはできない。

薬の投与量を増やしていくと、その投与量が増えるに従って無効域、有効域、中毒域がある。副作用などの負の作用も同様に投与量とともに変化する。だから、薬は有効域が広く、副作用の少ない薬が安全で良い薬ということになる。あまりにも有効域が狭い薬剤や、副作用が大きい薬剤には安全な薬とは言えない。

有効ではあるが副作用も大きいときには、その目的によって判断される。例えば、抗がん剤は一般にはきわめて副作用が強い。つまり安全でない薬剤ではあるが、がんという疾患が重篤なので、現実には若干の延命効果があれば薬剤として認められている。医療は不完全技術だと言われている。薬も不完全技術なのである。

その優れた効果のゆえに副作用などがある程度大きくても我慢して使われることがある。すなわち受忍されることになる。人の血液にはいろいろな感染源が含まれていることが知られていた。種々の検査などをしてできるだけ安全のための努力は行われてきたが、ある確率で感染が起ることは避けられなかった。日本では血液製剤は薬剤であるが、例えばアメリカでは「輸血というサービス」だと考えられている。薬でないとすれば、「薬害」とは言えなくなる。血液製剤による感染を副作用と言うことは必ずしも正しくないが、血液製剤の特徴から感染を完全には避けられない。だから、きわめて不完全な技術の典型なのである。

薬剤は代替不可能で普及しやすい最先端技術

人の生きたいという欲求は強い。既存の薬が少しでも改善されれば、それをどうしても使いたいという声となる。放っておけば怪しい治療法や健康法などが出回る。だから、薬剤はその有効性と安全性を政府が確認したもの以外は薬として製造販売してはいけないことになっている。日本では「薬事法」に基づき、薬事審議会がその有効性と安全性を確かめて製造を承認する。しかし、ここで注意しなければならないことは、政府が審査したからといって不完全な技術が完全なものになるわけではない。

有効性の判断は、これまでの薬剤にない有効性があるか、または現在の薬剤と比較してその有効性・安全性が有意に優れているかで決まる。政府が製造承認したからといって、医療技術が「完全なもの」であることを保証したわけではない。実際に濃縮製剤はクリオに比べて、止血効果や使い勝手は飛躍的に高まったことで承認された。しかし、安全性については、B型肝炎や、その当時非A非Bと呼ばれていた肝炎になる確率も飛躍的に高まったが、その有効性が大きく改善されたために、世界中の国々で製造が承認されて使われることになったのである。

今、医療界の大きな流れに「証拠に基づく医療」（EBM：Evidence Based Medicine）という考え方がある。医療は従来、患者の苦しみを改善しようとするため、「何かを（something）してあげたい」と思うが、それが得てして「何でも（anything）してあげたい」と思うようになる。だから、はっきりした証拠があることだけをしようという反省が生まれ、ＥＢＭという考え方が主張されるようになった。最近、学会などが中心となって、たくさんの「診療ガイドライン」が作られるようになった。その中には、その証拠が確からしさのランキング付きで示されている。しかし、繰り返すが、残念ながらＥＢＭが医療技術自体の不完全性を完全なものにするわけではない。

医療は大きく診断と治療に分かれる。診断の方法にはいろいろな代替的方法が許されるが、治療方法の代替性は乏しい。ＭＲＩ[132]がなければＣＴ[133]でも診断できる場合があるが、ベストだと思われる治療方法があれば、医師はそれを採用せざるをえない。使わないと処罰を受けるかもしれないのだ。

特に薬は、新しい手術の方法などと比べて、普及しやすい医療の最先端の治療技術である。新たな手術法が開発されても、それが普及するには時間がかかるが、新薬が出れば医師が処方箋を書くだけで幅広く使われるようになる。

濃縮製剤は日本の献血からは製造されていなかったが、クリオよりもはるかに有効性に優れていたので急速に使われるようになった。日本では献血から濃縮製剤が作られなかったため、その九五パーセントまでが製剤または原料の形で輸入されて使われることになった。濃縮製剤の場合には、細菌は濾過（ろか）していたがウイルスは濾過できなかった。製剤にＢ型肝炎や非Ａ非Ｂのウイルスが含まれていることはわかっていたが、その効果が優れていることから急速に普及した。これらの肝炎対策として加熱製剤が開発され、使われることによってＨＩＶの感染の広がりも終息した。

リスクの評価と対応——リスクと便益の比較は困難である

エイズの危険が次第に明らかになる中で、血友病の治療法について問われた本質的な問題は、「その当時、最高と考えられていた治療方法を、エイズのリスクが次第に明らかになっていくな

---

132 MRI: Magnetic Resonance Imaging. 核磁気共鳴画像法。磁場によって臓器の断層映像を撮る医療機器。

133 CT: Computed Tomography. コンピュータ断層撮影。X線を使って臓器の断層映像を撮る医療機器。

かで、いつ諦めるべきだったのか」ということであった。そして、この答えはいまだ出ていない。

一九八三年にストックホルムで行われた世界血友病連盟の国際会議では、「濃縮製剤については便益とリスクを比較衡量して決めるべきである」とされた。私はこれを聞いて、「難しいことになった」と思った。「いつ諦めるべきだったか」という問題は後で述べることにして、次のような理由で「便益とリスクを比較する」こともきわめて困難なのである。

おおかたの医療従事者は、医療技術は便益とリスクとを比較すべきだと漠然と考えている。医療の質の管理学の創始者のドナベディアンは、医療サービスの量を増やしていくと便益も増加するが、一方ではそれに対するリスクも増えていくから、その差分はあるところでピーク値をとり、やがて便益は低減する。その点が医療の質が最良の点だとした。[134] 薬剤の製造承認の基準も有効性と安全性、つまり便益とリスクを意味すると考えてもよいのだが、その差分や比率を数値化して基準としているわけではない。

「便益（benefit）」は厳密にはむしろ「効用（utility）」と言うべきだろう。経済学では便益は効用を貨幣価値で表現したものである。医学雑誌によっては、そもそも人の命はお金では測れないのだからという理由で、便益を議論した論文は投稿しても受理されない。

効用は医療でもその効果を測定するために使えるのではないかとして研究されてきた。[135] 患者にある医療が成功した場合にどのような健康状態になるかをよく説明して、患者自身にそれがどのくらい好ましいことかを評価してもらう。そのための心理テストのような方法が考案されている。例えば、腎臓が機能しなくなった腎不全の患者さんに、腎透析の状態と腎移植を受けたときの状態をよく説明して、それぞれを評価してもらう。その値に医療が成功する確率を掛け算すれば、個人の効用の期待値がわかるので、複数の治療法の中から「合理的」に治療法を選択することができるはずだというのである。この理論は、アメリカのハーバード大学を中心とした研究者によって主張された。[136]

しかし、誰でも想像できるように、患者の感じる効用を正確に測定することが難しく、再現性にも乏しい。別の日に聞くと別な答えが返ってくる。結論から言うと、医療サービスという財の効用を測定することは、「不可能ではないがきわめて困難である」ということである。[137]

134 Donabedian, A., *The Definition of Quality and Approaches to its Assessment*, Health Administration Press, 1980.

135 例えば、Drummond, M. F., Stoddart, G. L., and Torrance, G. W., *Methods for the Economic Evaluation of Health Care Programmes*, Oxford University Press, 1987. M・F・ドラモンド他著、久繁哲徳・西村周三監訳『臨床経済学』篠原出版、一九九〇年。その後も増訂版が出ている。例えば、一九九七年。

136 この方法論は、Medical Decision Analysis と言われ、一時期は、これで医療経済学は基礎から構築できるのではないかと期待され、多くの研究者がその研究に取り組んだ。

それなら患者本人に聞くよりも、むしろ医者に聞いたほうがよいのではないか、という意見もあるが、これではそもそもの効用という概念とは異なるものになってしまう。

リスクを評価する方法

リスク（危険性）は安全性の逆である。九九パーセント安全だということは一パーセントのリスクがあるということである。リスクと効用を比較することには、さらに大問題が控えている。それは、たとえ効用が測れたとしても、単位が異なるリスクと効用の大きさとをどうやって比較するのかという問題である。例えば「Xキログラムと Yセンチではどちらが大きいか」という比較はできないからである。薬剤を製造承認する場合、有効性も安全性も増加する場合には問題はないが、有効性が改善されるが安全性が下がる場合が問題となる。濃縮製剤はまさにこの後者の場合であった。

リスクについて考えるときには、まずリスクを避けようとすると別のリスクが増えることを考慮しなければならない。これを「対抗リスク」[138]という。リスクを減らそうと思えば対抗リスクが増えるので、いわゆる「トレードオフ」の関係になっていることを考える必要がある。[139]その際、リスクには次のような重要な要素があることを考慮しなければならない。

① 起こる確率。
② リスクの重大性（命にかかわるかどうかなど）。
③ 影響する集団の大きさ（たとえ一〇〇万分の一の確率で起こるとしても、一億人なら一〇〇人となり無視できない）。

薬剤の場合に重要な点は、きわめて稀にしか起こらない副作用などは臨床治験の段階では検知できないことである。副作用などの発生率は低くても命にかかわることが多く、利用される人の数が多くなれば無視できない。そのため、いわゆる「薬害」として取り上げられることになる。

エイズが感染症であり濃縮製剤による感染の可能性について疑われてはいたが、その確率は低いと考えられていた。しかし、エイズ発症者の死亡率は高いことが知られていたので、患者の間に不安感が広がった。アメリカ血友病財団（NHF）はたびたびメッセージを出していたが、その「血友病患者の生命と健康は、血液製剤の適正な使用にかかっている」というメッセージは、

137 「質を考慮した生命の長さ」で測るという考え方がある。QALY（Quality Adjusted Life Years）と呼ばれる。この領域の最初の教科書はドラモンドらのものであり、その後も改訂版が出ている。

138 一方を立てれば、一方が立たない関係をトレードオフ（trade-off）という。

139 Graham, J. D. and Wiener, J. B., ***Risk vs. Risk***, Harvard University Press, 1995. ジョン・D・グラハム、ジョナサン・B・ウィーナー編、菅原努監訳『リスク対リスク』昭和堂、一九九八年。

一九八四年一〇月に加熱処理濃縮製剤の使用を勧告するまで一貫して変わらなかった。[140] つまり、エイズというリスクを避けるために濃縮製剤をやめると出血の対抗リスクが増えるというリスク・トレードオフの考え方である。

「安心」を評価する合理的な方法はない

血友病患者のＨＩＶ感染に対する同情と救済から出発すると、濃縮製剤がどのくらい歓迎されていたか、平均寿命をほとんど健常人と同じまで延ばしたという事実を忘れがちになる。ＮＨＦのメッセージは、クリオで平均四〇歳の人生を生きるか、それともエイズのリスクが生じたが一般の平均寿命を生きる可能性をとるかというリスク・トレードオフの考え方が基本にあったのである。

薬剤は現在すでに使われている薬剤と比較して、有効性・安全性が勝る薬剤が開発されればそちらが使われる。有効性の基準は明確であり、その判断の方法論もほぼ確立している。しかし、安全性つまりリスクの判定方法は確立しているとは言い難い。リスクには前述したとおり、その起こる確率だけではなく、その重大性や影響する集団の大きさも関係してくるからである。

さらに、人間はリスクがあると不安になる。不安とは人々がリスクをどう感じるかという、いわば「負の効用」である。リスク・トレードオフの考え方は確かに合理的である。しかし、問題は人間がリスクを冷静に合理的に判断できるかどうかである。

経済学に「限界効用逓減の法則」というものがある。つまり、財の消費量が増えるにつれて財の追加消費分（限界消費分）から得られる効用の増加分（限界効用）は次第に小さくなる。これは人間の感覚について、かなり一般的に当てはまる法則である。一つの数理モデルは、人の感じ方は対数関数（ロガリズム）とするものである。部屋の明るさを一〇として、それが一〇倍の一〇〇になった時、その差は九〇あるのに二倍になったと感じる。一〇〇〇になった時には三倍になったと感じる[141]。

これは効用ではなくリスクの感じ方を理解するためのイメージにすぎないが、今の安全性を一〇として、それがリスクによって減少していって一になると、一の対数はゼロだが、もう一目盛り減ってゼロに近づくとマイナス無限大となる。リスク・トレードオフの考え方は合理的だけれども、人間がリスクをどう感じるかを含めて合理的に判断する方法はまだない。ここでも人間

140　前掲47、IOM（1995）、『HIVと血液供給』、一九九八年、一九〇頁。

141　$\log 10 = 1,\ \log 100 = \log 10^2 = 2,\ \log 1000 = \log 10^3 = 3$

の合理性は縁どられている[142]。

人間は「近視眼」だと言われている[143]。リスクが起こる時点が遠い将来だと不安を実感できなくなる。糖尿病の患者は生活を改善しないと将来は目が見えなくなり透析になると言われても目の前のご馳走を我慢できない。しかし、実際に体調が不調になると強い不安に襲われる。これも安全幻想の一つである。

有効性の評価の課題——平均値を個人に当てはめるときの問題

有効性を判断するための臨床治験の方法論はほぼ確立している。しかしその結果を個人に当てはめる場合には課題が残されている。それは、有効性のエビデンスは多くの場合は平均値で与えられるから、個人に当てはめるときには不確実性が入ってくることである。厳密にはリスク（危険性）とはその起こる確率がわかっている場合で、確率もわからない場合は「不確実（uncertain）」という。

例えば、ある薬がある病気の治療に有効だというエビデンスの多くは、病気の人をまず二つの群に分けて、一方には所定の治療をし、他方には治療をしないで、両群の結果を比較する。具体的には、検査結果などの平均値の有意差を検定して確かめる。しかし、個人には様々な特性があるので、必ずしも全く均質な二群をつくることはできない。だからいろいろな人が含まれることになるので、このような一群を「ケースミックス」という。実際には二つの群でその混ざり具合をできるだけ同じように割り付ける。有効性はこのような群に対する結果だから、ある状態の患者個人に対する効果はどうかというと不確実性が入ってくる。

天皇陛下が心臓の手術治療を受けられたが、複数の治療法がありえたので、かなり慎重に検討されたことだろう。手術後に記者会見が行われ、執刀医の天野篤医師が「手術はうまくいきましたか?」と聞かれ、「わかりません」と答えられた。多くの人が心配したのではないだろうか。しかし、後になって陛下がイギリスのエリザベス女王の在位六〇周年記念式典に参加されることが報道された時に、天野医師は記者会見での質問に「手術はうまくいきました」と答えられた。医学のエビデンスを個人に適用すること、その評価とはこのようなことである。

---

142 H・A・サイモンは人間の合理主義(rationalism)には限界があるとして「縁どられた合理性(bounded rationality)」という概念を提唱した。例えば、郡司篤晃監修『保健医療計画ハンドブック』第一法規出版、一九八七年、西尾勝「第六章 行政と計画」、『行政学の基礎概念』東京大学出版会、一九九〇年。

143 Le Grand, J., *Motivation, Agency and Public Policy*, Oxford University Press, 2003. ジュリアン・ルグラン著、郡司篤晃監訳『公共政策と人間——社会保障制度の準市場改革』聖学院大学出版会、二〇〇八年、一三八－一四三頁。

コミュニケーションが重要

治療法を選択する場合には医師も患者も不確実な状況に置かれている。だから医師と患者が十分コミュニケーションをとることが重要である。医師はできるだけ患者の全体像を理解し、患者も医療技術についてできるだけ理解を深め、意思決定する場合の責任を分かち合うことが重要だというのである。(144)

総合研究開発機構はエイズに関する研究報告書で、エイズのリスクが話題になり始めたのだから医師が患者に対して濃縮製剤にするかそれともクリオにするかと聞くべきであった、と主張した。(145) しかし、それは心情倫理的には正しいかもしれないが、リスクに関する情報がきわめて不確実な状況のもとでは、そのような意思決定は双方にとって重たい仕事である。患者はリスクについては冷静に判断できないとしたらなおさらである。不確実な情報のもとで冷静に判断することができるとすれば、それは専門家だけだろう。アメリカのNHFが血友病のリスクは出血だから医師の勧める治療をやめないようにと首尾一貫して勧めたことは間違いだったとは言えないだろう。不確実な情報のもとでの意思決定は専門家の仕事である。

コミュニケーションを支援する方法

治療法の選択についての医師と患者のコミュニケーションを支援する有力な方法は、①医師と患者に治療の選択を可能にするような情報を提供することと、②患者の主体性を強化することである。

日常の診療で医師と患者のコミュニケーションを支援する方法の一つは、平均値のデータだけではなく、いろいろな特性を持った患者に複数の治療をした場合の結果（アウトカム）のデータを提供することである。アメリカのオバマ大統領はそのようなデータを医療者や患者に提供するために Patient-Centered Outcomes Research Institute という新しい組織、訳すと「患者中心の医療研究所」を立ち上げた[146]。いわばビッグ・データを分析して、それぞれがそれぞれの特性を持

144 Shared Decision とか Mutual Decision Making と言われて、その重要性が主張されているが、その具体性に課題がある。Roter, D., The enduring and evolving nature of the patient-physician relationship, ***Patient Education and Counselling***, 39(1): 5-15, 2000.

145 公益財団法人総合研究開発機構「薬害等再発防止システムに関する研究」一九九九年六月。政府系の組織が行った唯一のエイズに関する研究報告である。その中で「患者中心の医療」が重要だと主張している。

146 〈http://www.pcori.org/〉（二〇一五年四月一〇日アクセス確認）

つ個々の患者に対して、ある治療をした場合にどのようなQOL[147]が期待できるかというデータを提供しようとしている。日本でも電子カルテが普及したのでビッグ・データは存在しているのだから、そのような分析を推進してほしいものである。

医師と患者のコミュニケーションの質を高めるためには、患者側の主体性の強化が重要である。患者は得てして「指示に従う良い患者」になろうとしがちであるが、患者の主体的な医療への参加を励ますべきであるとされている。[148]医療において最も重要な情報提供の場面は「インフォームド・コンセント」として行われる。例えば、入院して危険を伴う検査を受けるときや、手術を受けるときに、「できればご家族の人も同席してください」と言われて資料を使って説明を受ける。説明が終わると「質問はありませんか?」「質問がなかったらサインしてください」と言われる。資料には検査や手術の内容のほかにたくさんの副作用や合併症と言われるものが書かれている。しかし、突然に大量の内容の説明を受けても専門外の人にはどこがわからないのかさえわからない。日本でもインフォームド・コンセントは定着したが若干形式化していることが懸念されている。[149]

アメリカで「患者中心の医療」[150]を実践しようとしている病院群である「プラタナス(Planetree)」というグループがある。私が訪れた病院では、病室に「当院では患者が診療録を見ることを推奨しています」と掲示されていた。ベッドの正面にディスプレーがあり、無線のキーボードで心配事や知りたいと思うことを質問することができるという。また、いろいろな医療情報を見ることができるようになっていた。

コミュニケーションの目的は患者の「納得」であるが、実は「納得」という日本語にあたる英語はない。また、本当に患者の納得が得られたのか、客観的に測る方法はない。だから、世界的に見ても納得については研究されていないし、その程度を測る尺度もない。私が深く関与してきた「医療の質に関する研究会」は、今この開発に取り組んでいる。(151)

147　Quality of Life. 生活の質。

148　「患者中心の医療」の嚆矢(こうし)は以下を参照。Gerteis M., et al., *Through the Patient's Eyes*, Jossey-Bass, 1993. マーガレット・ガータイス他編、信友浩一監訳『ペイシェンツ・アイズ』日経BP、二〇〇一年。

149　NPO「医療の質に関する研究会」が二〇一三年五月に開催したシンポジウム「インフォームド・コンセントの再考と支援」を参照。〈http://www.shitsuken.org/shinpojiumu/82-kizoncompo/147-sympojiumtop2013.html〉(二〇一五年四月一〇日アクセス確認)

150　プラタナス・グループについては〈http://planetree.org/〉。「医療の質に関する研究会」のホームページ、シンポジウムのページから、会長のスーザン・フランプトン博士の講演を日本語訳で視聴できる。〈http://www.shitsuken.org/shinpojiumu/82-kizoncompo/213-symposiumh19-3.html〉(二〇一五年四月一〇日アクセス確認)

151　小村陽子、板垣貴志、郡司篤晃、河原和夫「インフォームド・コンセント場面での患者における「納得度」の評価尺度開発に関する研究」、『日本医療・病院管理学会抄録』二〇一三年、二八五頁。

納得の大きな要素として「信頼」が含まれている。信頼はtrustという英語があるので、世界的に研究が進められている。それらの研究によれば、信頼には①認知的要素と②情緒的要素とが含まれているが、もう一つ③飛躍という要素が含まれているという。[152] ①は、例えば相手が医師ならば学歴や実績を知っている、あるいは説明の内容がわかるという要素、②は馬が合うとかいうことだが、③は、結局最後には不確実な状況のもとで何らかの飛躍があるということである。言い換えれば、あるところから先は「お任せします」「やりましょう」といった双方の決断的な要素が含まれるという。

このような研究結果に基づけば、近年は②の情緒的な要素や、③の飛躍の要素が減って、①の認知的な要素、つまり理解して信頼するという要素が大きくなってきたと言えるだろう。理解し納得するためには自らも情報を得て医師の説明を理解することがますます重要になってきた。だからその支援が必要なのである。[153] 欧米の多くの病院には患者のための図書室がある。しかし、日本ではこれまで非採算部門ということもあって、医療の仕組みの中に患者や家族が情報を得るための仕組みをつくってこなかった。アメリカで患者中心の医療を推進しているプラタナス・グループは患者のための図書室を作る運動から始まった。

「医療の質に関する研究会」は、二〇〇八年から病院に「患者図書室」を作ることを支援してきて、現在その数が五〇になった。今後は地域の図書館などと連携をしながら、地域の社会資源として発展することが期待されている[154]。

患者が自らの療養に主体的に取り組むことは重要である。知識の習得も自ら積極的に療養に取り組む中で具体的に学び取られる。イギリスでは患者の主体性を強化する国家プログラムが慢性疾患の患者を対象として推進され、一定の成果を上げつつある[155]。その考え方の中心は、慢性疾患においては、「医師は医学の専門家だが、患者は病気を持ちつつ生活することの専門家である」のだから「患者は医療の消費者であるだけではなく、疾患を管理するための重要な医療資源である」という考えである。

152　①cognitive、②affective、③leap。Calnan, M. and Rowe, R., ***Trust Matters in Health Care***, Open University Press, 2008.

153　郡司篤晃「患者の医療情報探査をどう支援するか」、『病院』71（4）、二六二－二六六頁、二〇一二年。

154　患者図書室については「医療の質に関する研究会」のホームページを参照のこと。〈http://www.shitsuken.org/〉

155　例えば、Rogers, A., et al., The United Kingdom Expert Patients Programme: results and implications from a national evaluation, ***Medical Journal of Australia***, 189(10): 21-24, 2008.

途上技術を使っていくために——行政への大権の授与は安全対策か

その昔、どこかでペストが流行りだしたという知らせが届いたら、人々の間には緊張が走っただろう。医学・医療技術が進歩した今、人々の間には病気は治って当然だという誤解が広がってはいないだろうか。誰かが病気になればそれは個人的な不幸だと感じる。しかし、人間の死亡率は一〇〇パーセントである。ほとんどの人が病気で死ぬ。病気は治るものだという幻想を捨てなければならない。しかも医療は残念ながら途上技術である。だからそれを使っていくための社会の仕組みと人々の認識を改善していかなければならない。

私が裁判の証言台に立った時、「このようなことがまた起こると思うか?」と聞かれたので、「また起こると思います」と答えたら、法廷が大きくどよめいた。前述したようにこれは特別なことを言ったわけではない。歴史を見れば明らかであるし、医療が途上技術であるという本質と医療制度の現状を考えれば当然ありえることである。

我が国は、サリドマイド、キノホルムなどの医薬品の健康被害を経験して、その対策として政府の権限を強化してきた。「危険の発生、または拡大を防止するため必要があると認めるとき」は、政府がその販売の中止などを命ずることができるとした[156]。民事裁判の和解案の「所見」では、

「緊急命令制度なども新設されたのであるから、厚生大臣はそのようにすることが期待された」とした。行政という組織はいわゆる「背の高い組織」の典型である。このような組織の特徴は、日常業務を行うには、安定していて間違いが少なく、効率的でさえあるが、緊急の意思決定には向いていない、ということである。

エイズの原因や対処法策の研究に関する情報が刻々と変化していく中で、いつこの天下の大刀を抜くべきだったのか、ということである。その時の厚生大臣が本当に濃縮製剤の使用をやめさせることができたのだろうか。患者からはやめないでほしいと陳情があり、治療医も治療技術の進歩を後退させるなと言い、「やめたら患者が死にますよ」とまで言われる中で、本当に使用を禁止することができたのか。アメリカのＮＨＦの首尾一貫した態度はリスク・トレードオフの考え方であり、合理的であったと言えるだろう。

これは私が責任を逃れようとして言っているのではない。重要なことは、再発防止の対策として政府の権限を強めるだけでは解決策にはならなかったということである。いくら政府の権限を強化しても、政府も極端に先走ったことはできないというのが現実である。

156　薬事法　第六九条の三（緊急命令制度）。

さらに、行政組織は、高度な科学的専門知識は持っていない。私が裁判の証言で「私は専門家ではないので」と言ったら、立花隆氏に、「東大卒エリート技官のどこが『素人』か」と批判された。[157] 立花氏は高校のちょっと後輩であり、私も尊敬している同時代人だが、その時、「ああ、この人は残念ながら専門ということがわかっていないのだ」と思った。彼はその後東京大学に教師として招かれたが、講義を聞いた学生から「かなりヘンですよ」と批判された。[158]

専門家というのは、ただたくさんのことを知っているとか、上手に解説ができるということではない。具体的には、単に断片的にあることを知っているというのではなく、体系的にその世界を理解している人であり、知識を創り出せる人である。基礎医学の研究だったら自分で試験管を振って実験しているから、一つの論文を読んでもそこに書いてあることが本当に正しいことか、確かなことかがわかる。ガロが一九八三年の論文でエイズの病原体はＨＴＬＶ－Ｉだと書いた時、安部研究班で大河内医師が、「この論文は怪しいんです」と発言された。それを聞いて私は「さすがに専門家は違う」と思ったのでよく覚えている。そして、大河内医師の指摘どおりガロらは最後まで間違っていたのである。

専門家は一を聞いて十を知る。重大なリスクの判断には超専門家の英知と直感が必要である。エイズの問題については、村上省三医師という超専門家がリスクを察知して、課長の私に手紙をくれた。その後も引き続き文献を送り続けてくれた。そのおかげで日本は比較的早く対策に取り組むことができた。しかし、これはたまたま個人的な関係があったからできたことである。

科学の先端的な情報を持っている人々は、学会という組織をつくっている。だとしたら、学会は、その社会的な使命として、少なくとも行政や社会に対して警告を発する責任を担ってもよいのではないだろうか。

医療ビッグ・データを評価するシステムの構築

医薬品の稀な副作用などを早急に察知し分析・評価するためには大量の患者データが必須である。新薬の開発は企業主導で行われ、最終段階では患者さんの協力よって実際にその有効性と安全性を実証しなければならない。有効性を確認する臨床治験の理論や方法はほぼ完成している。しかし、市販後の調査が徹底されていない。例えば、血圧を下げたりコレステロールを下げたりする薬の最終的な目標は脳卒中や心臓病を予防することだが、それを実際に証明する市販後の調査が開発に追いつかない。

157　立花隆「同時代を撃つ！」、『週刊現代』一九九六年八月一〇日号。
158　谷田和一郎『立花隆先生、かなりヘンですよ』洋泉社、二〇〇一年。

安全性、つまりリスクについて分析・評価する仕組みは未完成である。[159] きわめて稀に出る副作用は実際に使ってみなければわからないこともある。たとえ一〇〇万分の一の確率で起こる副作用は治験の段階ではわからなくても、一億人が対象なら一〇〇人となり無視できない。臨床治験で新薬の有効性が証明されて使い始めても注意してデータを集める仕組みが必要となるのだが、その仕組みは十分には整備されてこなかった。我々の社会が途上技術である医薬品を使っていくためには、稀ではあるが起こりうる重大なリスクを評価する仕組みを整備していくことが必要なのである。新薬の開発は企業が行っていくにしても、広い範囲で長期にわたって治療結果のデータを蓄積して分析・評価する仕組みまですべて企業に責任を負わせることは現実的には不可能である。

日本は世界に誇る国民皆保険制度を持っている。医療機関で提供された医療費は医療機関から保険者に請求される。このいわゆるレセプトには、どのような病気にどんな治療をしたかという貴重なデータが含まれている。全国で発行される請求書の量は月に数千万件だから、実感するために数千万枚の紙を積み上げたと仮定すると、普通の書籍の紙質だとしても富士山の二倍ほどの高さになる。一年間にすると富士山の二〇倍以上になる。今で言うビッグ・データである。この貴重なデータを蓄積して分析する仕組みがあればよいのだが、一九六一年に国民皆保険が実現して以来、それらがほとんど利用されることなく捨てられてきた。やろうと思えば医療従事者と患者の協働で幅広い監視システムが構築できる。

一般の副作用情報のシステムについては現在大きく進歩しつつある。医師、薬剤師、獣医師等には届け出が義務づけられている。[160]「医薬品医療機器総合機構」では、二〇〇九（平成二一）年度から医薬品等の電子診療情報等を安全対策へ活用する体制を構築するためのシステムの構築に取り組んでいる。[161]二〇一八（平成三〇）年をめどに、個別品目の安全対策に活用することを目標としている。

薬の副作用について最も敏感に感じるのは患者さん自身なのだから、その貴重なデータを提供できる立場にいるのも患者さんたちなのである。その訴えや徴候を素早くキャッチできるのは身近で患者を診ている医師、すなわちプライマリーケア[162]に従事する医師である。これまでは、新し

159 平成一六年四月からは、製薬企業に対して、副作用と思われる症例を知った場合には、独立行政法人医薬品医療機器総合機構に報告することが義務づけられた。

160 医薬品医療機器等法第六八条の一三第三項。

161 MIHARI Project 〈http://www.info.pmda.go.jp/mihari_project/〉（二〇一五年四月一〇日アクセス確認）

162 イギリスをはじめヨーロッパでは一般医（GP: General Practitioner）として制度化されている。日本では「かかりつけ医」という言葉はあるが制度化はされていない。

い医学知識や技術は大学などでつくられてプライマリーケアの従事者に伝えられる、つまり、プライマリーケアの従事者は情報の流れの最下流に位置するイメージがあった。しかし、安全性に関する情報は逆で、プライマリーケアの従事者が情報の源流となり、情報をいち早く察知するシステムを構築する重要な資源であろう。「医療の質に関する研究会」が主張する「協働の医療」の考え方は、リスクの評価システムの構築においても当てはまる。いわば、強力なエンジンを持つ車両には、強力なブレーキも必須なのである。

リスクの判断と決定は分離すべき

リスクの情報は得られても、最終的にはその評価と判断が必要である。一九八六年、英国では狂牛病によって一八万頭のウシが死んだ。この原因はプリオンという一種のタンパク質で、栄養強化の目的でそれを含んだ肉骨粉をウシに与えると、それがいわば感染症のようにウシの脳に蓄積して、ウシが狂い死にすることがわかった。脳がスポンジのように変性するので牛海綿脳症という。それが人間にも伝染した事例が報告されて、緊急対策が必要だということになった。[163] EUは専門の委員会を組織して、その危険性を評価したが、具体的な対策は各国に任された。英国では結局五四〇万頭のウシ全頭を焼却処分した。

危険を素早く察知するには最先端の専門的な判断が必要である。その危険の評価を受けて、どのように対処するかは政府の仕事である。しかし、行政にはこのような危険を判断する専門的な能力がない。だから、緊急な危険に対応するためには、どのようにして専門的な判断を組織化するかが重要となる。私は学会と行政の連携が必要だと考えている。

リスク判断者の保護が必要

一般の科学研究費と違って行政の研究費は、研究を推進することだけではなく、研究者から最新情報を得るための一つのシステムである。しかし、前にも述べたように、研究費による情報収集は、まず研究班を組織し、研究班員が分担してそれぞれの研究を実施して、その結果を年度末に報告書として受け取る。行政はその報告書をよく読んで、行政に反映すべきものは反映するというのが通常の進め方である。だから、とても緊急のリスクの判断には向かない。

安部医師はそのような研究班の班長であった。ところが、安部医師の研究班が開かれることが

163 新型ヤコブ病（New Variant Creutzfeldt-Jakob Disease）。

記者クラブに知らされると、カメラを担いだ取材班がアメリカに飛んで翌週にはエイズ患者の映像がテレビに映し出されたので、一気に人々の関心を集めた。そのため、安部研究班は班会議があるごとに記者会見を要求された。結果として安部医師があたかも政府のエイズ対策の舵（かじ）取り委員会の責任者のような役割を担わされてしまった。私は行政の責任者であったが、安部医師は何の責任ある立場でもなかったにもかかわらず、その使命感のゆえにあのような目に合われることになってしまった。

エネルギー問題をはじめとして経済や防衛問題など、近年の国家運営には専門的な判断が必要とされる。国のリスクに対する対応で必要なことは、まずリスクの判断と行政判断を分離することである。リスクの判断については、その結果にかかわらず、あの狂気のようなバッシングを受けることがないようにする必要がある。裁判官と同様に、基本的な人権が保障されなければ、日本では国家の危機管理において重責を果たしてくれる人を得られなくなる。また判断にもバイアスがかかる。このような心配をしているのは私だけではないだろう。

製薬産業と政府の役割

薬は企業が開発したものを政府が製造承認する。薬だけではなく、自動車でも電気製品でも政府が直接開発はしていない。国が法で安全基準を定め、それを満たすものが製造販売されている。戦闘機などの兵器も、政府があらゆる手段で相手国の兵器の性能について情報を得て、そのスペックを提示する。それを満たすようなものを企業が競争して研究・開発する。できたものをテストパイロットが性能を確かめて、採否を決定する。

薬の開発は、人を殺傷するためではなく、命を助けることが目的である。製薬企業は悪意で新薬の開発はしていない。不完全な薬があれば、少しでも改善することが目標となる。もちろん、そこには経済的なインセンティブも働く。

我々は自由主義経済の社会に住んでいる。製薬企業の経済的なインセンティブを否定してはいない。なぜ日本では濃縮製剤を作れずに、アメリカからの輸入に頼ることになったか。それは献血を独占していた日本赤十字社が企業との開発競争に敗れ、濃縮製剤を製造できなかったからである。だから、「日本のエイズ問題は日赤の犯罪だ」と言う人さえいる。犯罪かどうかは別にしても、濃縮製剤の開発においては、日本赤十字社という非営利団体が、アメリカの製薬企業との競争で勝てなかったということである。ただ、B型肝炎がほとんど必発になったという欠点は当初から自覚されていた。あるいはよくわからない肝炎になることはわかっていたが、濃縮製剤の利点を考えれば受忍の範囲だと考えられ、アメリカで製造が承認され、日本をはじめ世界的にも広く使われるようになったのである。

アメリカの血液製剤協会の言う「過去二〇年間の新規技術の開発はすべて企業によって行われてきた」という指摘をどう受け止めたらよいのだろうか。濃縮製剤の場合は、後追いで加熱によってB型肝炎を防ごうとした。そして加熱はＨＩＶ対策にもなるのではないかと期待された[164]。実際、加熱製剤によってＨＩＶの血友病患者への感染はほぼ終息した。しかし、前述したとおり、その後になってこの方法も多くのＨＩＶ感染者を出して、不完全な対策であることがわかった。濃縮製剤はまさに途上技術だったのである。

一方では、開発のインセンティブが重要であるが、開発を企業にだけ任せておくことにも問題がある。開発しても採算が取れる見込みがない薬は開発されないという問題である。例えば、たまにしか発生しないエボラ出血熱の薬の開発は遅れる。難病のように非常に稀な疾患の治療薬は重要なのに採算が取れないと製造されない。また、良い薬でも採算が取れない薬剤は製造されなくなる可能性がある。いわゆる「オーファン・ドラッグ」の問題である。オーファンとは孤児の意味である。日本では一九九四年から「医薬品医療機器総合機構」の前身である「医薬品副作用被害救済・研究振興調査機構」が支援を始めているが、十分ではないと言われている。

日本の薬事制度のガラパゴス化

薬剤で事が起こるたびに政府の審査を厳しくせよという声になる。政府が審査ルールを厳しくすれば、いわゆるドラッグ・ラグが生じる。新薬が開発されても、臨床治験や審査に長い時間がかかることになり、外国では使われている薬剤が日本では使えないという事態が生ずる。このグローバル化の時代に、我が国が突出して厳格な臨床治験をするべきかどうかはよく検討しなければならない。いわゆる薬害の再発防止策は、我が国だけが審査制度を強化することが唯一の道ではないだろう。

臨床治験については国によって二つ両極の考え方がある。実は、世界の小さな国などではできるだけ治験をしないで他の国でやってほしいと思っている。つまり、小さな国といえども、大きな国と同様にいろいろな薬は使いたいが、あまりにもしばしば国民を臨床治験のボランティアにしたくないからである。

日本では、臨床治験を厳格にやるべきであると考えている。血液製剤小委員会でも、加熱製剤

164　一九八三年五月に、アメリカ保健福祉省のブラント博士は加熱製剤がエイズ対策にもなるのではないかと期待を表明した。

については臨床治験はやるべきだという意見であった。日本では臨床治験に時間がかかりすぎるから早くやれという声は大きいが、それをやめる方向の議論はない。実験室でのデータについてはすでに二国間協定で、実験室をお互いに査察し合って合格すれば、その実験室のデータを認め合う制度が動いている。[165] しかし、臨床治験を簡略化する方向の議論はない。

グローバル化の時代である。経済のグローバル化が先行することはやむをえないが、薬事制度のグローバル化も今後の大きな課題であろう。これからの時代、血液製剤だけは鎖国して公益法人が独占することで事が済むのだろうか？ これまではアメリカやヨーロッパだけを見てきたが、今後は他の多くの国々との相互的な関係も考えていかなければならない。臨床治験、製造承認制度の国際化を考えることは決して早すぎることはない。

ＥＵ政府は、その専門機関「欧州医薬品庁」（European Medicines Agency）を設置して、この問題を解決しようとしている。農産物の関税も重要だが、ＴＰＰで薬事制度が話題になっているというニュースはさっぱり聞こえてこない。このままでは、日本は薬事制度においてもガラパゴス化が進んでしまうことが心配になる。

研究者の世界の優れた点は、グローバル化していることである。研究者は研究の成果をできるだけ早く専門誌に投稿しようと競い合っている。専門家はどこにどのような専門家がいるかということも知っている。リスクを判断するための専門家も国内よりもグローバルに求めたほうがよいはずである。

企業の研究開発機能の強化と社会環境の整備

ＯＥＣＤの報告書は、世界の国々は製薬産業についてはジレンマに立たされているという。[166]一方では、付加価値の高い産業を育成したいが、もう一方では社会保障費をできるだけ節約したいと思っている、というのである。

自由主義経済の国々では、製薬企業は淘汰(とうた)と集中が進んで、研究開発の機能が強化されつつある。しかし、日本では健康保険の薬価制度があるので、製薬企業は市場における価格競争に直接さらされないため、製薬企業の数が多い。

165 GLP: Good Laboratory Practice. 例えば、催奇形性を検査するためには、膨大な数のマウスを使って、一匹ずつ薬で溶かして、すべての骨の数を調べなければならない。ＧＬＰ制度は、そのような大変な検査などを、それぞれの国で繰り返さなくてもよいことにしようという制度である。

166 Burstall, M. L., et al., *Multinational Enterprises, Government and Technology: Pharmaceutical Industry*, OECD, 1981.

日本は戦後復興を果たし、繊維産業で経済復興し、オートバイで世界を制覇し、自動車の次には半導体、次には薬で世界を制覇するのではないかと思われた時代があったが、半導体の生産では韓国と台湾に追い越されてしまった。日本の製薬産業を脅威に思っている国はないだろう。世界の製薬産業が争って日本に研究所を作った時期があったが、最近は次々と海外移転している。

二〇一三年、政府は付加価値の高い製薬産業の競争力を高めて育成するために、「医薬品産業ビジョン2013」を作成した[167]。その中で、日本は医科学研究の論文数では世界に後れを取ってはいないが、それが新薬の開発に結びついていないことが指摘された。また、近年は製薬技術の中でバイオ技術が重要になり、バイオ技術はベンチャー企業に向いていると言われているが、ベンチャー企業による創薬品目数を国際比較すると、欧米に比べて日本は極端に少ない。アメリカの実に三〇分の一である。そこで政府は研究から創薬までを効率的に行うために、アメリカのNIHをお手本に日本版NIHと言われる新たな組織をつくることにした[168]。

しかし、そのビジョンの中には安全性確保の視点はほとんどない。血液製剤によるHIV感染の経験から学ぶべきことは、新たな医薬品の開発には効能だけではなく安全の確保が重要だということではなかったのか。ごく稀にしか出ない副作用などをいち早く察知する仕組みまでベンチャー企業がつくれるはずがない。そのようなシステムは重要な開発環境として社会が整備すべきである。また、日本でバイオベンチャー企業が極端に少ないことは、不幸にして健康被害を起こした場合に巨大な賠償責任を負わなければならないことや、ひとつ間違ったら社会的なバッシングまで受ける文化的環境が大きな負のインセンティブになっている可能性がある。

裁判の限界──時間がかかる

大きな災害が起こった場合にはできるだけ早く救済の仕組みが動かなければならない。救済のために裁判をすることの最大の欠点は時間がかかるということである。HIVの民事裁判には、結局七年もの年月を要した。裁判による紛争解決の限界は判決が出なければ、あるいは和解しなければ、被害者が救済されないということである。健康被害を受けて苦しみの中にある人が裁判に訴えなければ救済されないというのはあまりにも冷たい社会である。我々の社会はもっと優し

167　厚生労働省「医薬品産業ビジョン２０１３──創薬環境の国際間競争を勝ち抜くために、次元の違う取組を」、二〇一三年。〈http://www.mhlw.go.jp/seisakunitsuite/bunya/kenkou_iryou/iryou/shinkou/vision_2013.html〉（二〇一五年四月一〇日アクセス確認）

168　そのため「独立行政法人日本医療研究開発機構法」が二〇一四年五月に制定された。

い社会なのではないだろうか、もっと豊かになったのではないだろうか。

サリドマイドやキノホルムの問題を経験して、一九七九（昭和五四）年、「医薬品副作用被害救済基金法」が発足した。この制度の目的は医療機関で処方された薬剤、あるいは市販されている薬剤を適正に服用したにもかかわらず、副作用などの被害を受けた人を救済することである。財源は企業の負担である。しかし、当初この制度の救済の対象から血液製剤は除外されていた。なぜならば、血液製剤にはいろいろな感染源などが含まれていることが知られていたからである。また、抗がん剤なども除外されている。いろいろな副作用や傷害が起こることを承知して使われるからである。血液製剤によるＨＩＶ感染者に対する救済に、行政も立法も対応が遅れた。

社会運動化する現代型訴訟

今井弘道氏らは、田中成明氏の指摘[169]を参照して、公害裁判は「現代型訴訟」であると言った。[170]つまり、経済優先の産業社会の病理の解決に、立法・行政という意思決定とその執行機構が機能しなかったため、市民運動となり、その解決が裁判所に待ち込まれた。水俣病、イタイイタイ病や大気汚染をめぐる公害訴訟である。

公害の原点と言われる水俣病は、患者の脳に有機水銀が蓄積されることはわかってきたがチッソ水俣工場が触媒として使っていた無機水銀との因果関係がわからずに時間がかかった。無機水銀は飲んでも全く無害だから、それがどうして人間の脳に蓄積されるのかがわからなかったのである。

後でわかったことは、触媒に使われた水銀の一部が有機水銀となり工場排水に混ざって海に放出され、海底の微生物がそれを取り込み、それが食物連鎖で濃縮されて、その頂点にある人間の脳に蓄積されたのである。それが証明された後にも、障害の程度は水銀の蓄積量により異なるので、個人の被害の認定についても難航した。

四日市などの工場の周辺で慢性気管支炎や喘息（ぜんそく）の患者が増えた。しかし、ここでも大気汚染の健康影響に対する因果関係の認定について難航した。喘息とか慢性気管支炎の患者はどこにでもいるからである。そこで政府は、「法的因果関係」という概念をつくって救済制度をつくった。つまり、工場の煙突の周囲に住んでいる住民が喘息や慢性気管支炎になれば、大気汚染物質による健康被害だと「法的に因果関係があると認めて」、企業が煙突から出す硫黄酸化物の排出量に

169 田中成明『裁判をめぐる法と政治』有斐閣、一九七九年。
170 今井弘道、阿部信行「"Zivilgesellschaft"の社会哲学・法哲学」、今井弘道編『新・市民社会論』風行社、二〇〇一年。

比例して企業に課金し、これを賠償金として患者に支払う仕組みがつくられた。[171]大企業は排ガスから硫黄成分を除く技術を開発した。しかし一方患者数は減らなかったので、脱硫できない中小企業に負担が集中して制度は崩壊した。

この苦悩に満ちた経験から多くを学び、日本の社会は環境技術や対策では大きな進歩を遂げた。企業が環境を汚染して、政府が後追いでその浄化をするという仕組みを変えて、政府が科学的な根拠に基づいて環境基準を定め、企業がそれを満たすために技術開発をはじめあらゆる努力をする仕組みにした。費用は政府が負担するのではなく企業が負担する。その費用は製品の価格に反映されるので利用者が負担することになり、最終的には社会が負担するという仕組みにしたのである。このいわゆる「費用の内部化」で日本の環境は著しく改善された。それだけではなく、日本の環境技術は新たな輸出産業として期待されるまでになったのである。

ＨＩＶ訴訟はまた異なる現代型訴訟であった。当時の血友病患者にとっては福音だと思われていた製剤がＨＩＶの感染を引き起こしたのである。この悲惨な出来事は日本だけではなく、世界で同時に起こった。しかし、この事態への対処は国々の制度や価値観で大きく異なった。被害者は救済されなければならない。残念ながら、日本ではその救済に行政も政治も機能しなかったために、裁判に持ち込まれた。患者と弁護士らが原告団を組織して、ジャーナリズムを動かして社会運動とすることに成功し、不安定な政治政権をも動かして和解に至った。

日本のジャーナリズムは「犯人探し」に狂奔した。安部英医師と私は矢面に立たされた。人権を無視した個人攻撃が正義になった。安部医師は、世界で唯一刑事責任を問われて逮捕・起訴された医師である。安部医師は血友病の研究のために一生をささげた人であるにもかかわらずである。

一点突破型の社会運動は感情的で過激化しやすい。また、被害者とマスコミと捜査権力の三者が一体となると非常に危険である。[172] HIV感染者の救済には戦略的にこの方法がとられた。[173] HIV民事裁判の和解成立の直後の一九九六年に安部医師が刑事告発され、裁判となり、五年後の二〇〇一年に無罪判決が出された。そのまた直後の二〇〇二年に、止血剤として使われた血液製剤によるC型肝炎についても集団訴訟として提訴された。[174]

C型肝炎ウイルス（以下HCV）は一九八九年に発見された。それ以前は非A非Bと言われて

171 「公害健康被害の補償等に関する法律」（昭和四八年一〇月五日法律第一一一号）。
172 前掲97、弘中惇一郎『無罪請負人――刑事弁護とは何か?』、二〇一四年。
173 その戦略については、前掲94、東京HIV訴訟弁護団編『薬害エイズ裁判史』（全五巻）に詳しい。
174 一九八七年以前に製造されたフィブリノーゲンと第Ⅸ因子製剤。

いた肝炎の九〇パーセント以上がC型肝炎だった。感染すると肝炎、肝硬変、肝がんへと確実に悪化し、治療は困難だった。[175] 血友病の患者は日本では約四〇〇〇人と言われているが、HCVのキャリアは世界で一億七〇〇〇万人、日本でも二〇〇〇万人ほどいると推定されている。血液製剤によるC型肝炎の感染者数は、血友病を上回ると予想され、集団訴訟の原告団には五〇〇〇人以上の弁護士が集まった。[176]

C型肝炎の補償制度は、原告団の働きかけで議員立法の制定で行われた。[177] C型肝炎の給付の手続きは、まず証拠書類が裁判所に持ち込まれて、裁判所の判定結果によって独立行政法人の「医薬品医療機器総合機構」に提出され、この機構から給付金と裁判費用の補助が受けられる仕組みがつくられた。

薬剤によるHCV感染対策として大きな進歩であったことは確かである。しかし、このような問題の解決自体に問題はないのか、十分に検討する必要があるだろう。例えば、他の疾病対策とのバランスの問題があるだろう。自らが悪いわけではないのに不治の病に苦しんでいる人はたくさんいる。難病と言われる患者さんの中には治療の希望すら見えず死に向かって日々を過ごしている人もいる。国が指定している難病の範囲は大幅に拡大されようとしているが、難病対策の国費助成の総額は約四〇〇億円程度で、HCVの給付費とほぼ同じ規模である。

前述したように、近年の医学の進歩によってＨＩＶはもはや死の病ではなくなった。ＨＣＶ感染も九〇パーセント以上の患者でウイルスを除去できるようになった[178]。そのような状況の中で肝炎救済法による救済は二〇一八（平成三〇）年まで延長になった。

また、財政危機の中にある日本で通常の社会保障制度の枠外で、議員立法により一種の補償制度ができていくことに懸念はないだろうか。国家財政の財源は「打ち出の小槌（こづち）」ではない。補償の財源は、結局、消費税、健康保険料、薬剤費などとして国民が負担することになるのである。その分配をどのようにしたらよいかを決めるのが社会保障制度である。当然ながらその分配には公平性が求められる。

アメリカの連邦議会に法案を提出する場合は、議会の中にある政党からは中立的な議会予算局（ＣＢＯ）[179]の審査を経なければならない。審査の結果、法案による義務的支出予算の推定額が一

175　前掲114、Hayashida et al.,（2002）。
176　その経過は以下の書に詳しい。薬害肝炎全国弁護団編『薬害肝炎裁判史』日本評論社、二〇一二年。
177　「特定フィブリノゲン製剤及び特定血液凝固第Ⅸ因子製剤によるC型肝炎感染被害者を救済するための給付金の支給に関する特別措置法」（平成二〇年一月一六日法律第二号）。通称「特定C型肝炎ウイルス感染者救済特別措置法」。
178　日本肝臓学会・肝炎診療ガイドライン作成委員会編「C型肝炎治療ガイドライン」第3版、二〇一四年九月。
179　CBO: Congressional Budget Office. 党派に偏らない予算推定の専門組織である。

定の限度を超える場合には、他の部分の歳出削減または歳入増加に必要な財源確保の案も合わせて提案することが義務づけられている。それができない場合には義務的経費を一律に削減しなければならない。日本の立法府には、このような自律的な仕組みがないので、財源の確保は行政に押し付けられ、財政再建はどんどん先送りされる。

刑事裁判で真相究明はできない

民事事件の場合には裁判の基準は公平である。民事裁判や和解は決して真実を明らかにすることが目的ではない。

刑事裁判では証拠によって結果が決まる。その意味では民事裁判よりも刑事裁判のほうが客観性を要求される。しかし、その証拠は被告を処罰するかどうかという基準で集められるため、真相の究明には必ずしも結びつかない。刑事事件の原則には「自分に不利益なことは話さなくてもよい」という黙秘権がある。だから刑事責任を問われる可能性があるときには、誰もが口をつぐんで真実を口にしない。これでは大事故の場合には真相の究明が不可能であり、再発防止も図れなくなる。安部英医師の刑事裁判では、非常に重要な証人であるフランスのパスツール研究所のシヌシ博士の証言を、検察が公費を使って聴取していたにもかかわらず、隠していたのである。

刑事裁判は客観的な真実を明らかにする場ではない。安部医師の弁護人を務めた弘中惇一郎氏は、次のように言う[180]。

「刑事事件化と真相究明とは絶対的に矛盾するのである。だから薬害エイズ事件のような原因が不透明な大きな悲劇が起こったときは、まず関係者の刑事免責をして、その上で事実を率直に話してもらうことから原因を究明するのが本筋ではないか。そして、今後の制度の改善・改革につなげていく。特定の個人に責任を押し付けて幕を下ろすことは、逆にいえば真実に蓋をしてしまうことになる」と。残念ながら日本のＨＩＶをめぐる騒動はこのとおりだった。

科学と常識――常識となった時点は特定できない

科学的な新たな知見は論文という形で発表される。裁判では論文が発表された時点で科学的な事実は明らかにされたという論理が用いられる。しかし論文が発表された時点でその知見が確定されるわけではない。

民事裁判の和解案は、その所見で「当時、厳密な科学的見地からはエイズの病因が確定してお

180　前掲97、弘中惇一郎『無罪請負人』、一六九－一七一頁。

らず、エイズウイルスも未だ同定されていない段階ではあったけれども、米国政府機関等の調査研究の結果とこれに基づく諸々の知見に照らすと、こと血友病患者のエイズに関する限り、血液又は血液製剤を介して伝播されるウイルスによるものとみるのが科学者の常識的見解になりつつあったというべきである」として和解を勧めた。また、安部医師の刑事裁判で、検察は一九八三年のガロらの論文で病原体など事実が明らかになったと立論した。科学論文が出た時点で科学者たちの認識は改まるのだという論理である。しかし、これは間違いである。論文が発表された時とそれが科学者に広く認められて常識になるまでには時間差があり、科学的な事実が常識になった時点を特定することはきわめて難しい。論文が発表された時点が常識になった時点ではない。

論文の発表と科学者の常識の関係は一般にはよく理解されていない。この点について、当時東京大学医学部の細菌学の吉倉廣(ひろし)[181]教授が、医学部の学生に対して次のような講演[182]をされている。同じ趣旨のことは、別の専門書に詳しく書かれているが、学生対象のこの講演がわかりやすいので、少し長くなるが引用する。

《吉倉先生大いに語る》

一昨年から、私はＡＩＤＳセンター長をやっているので、ＡＩＤＳに関した話をしよう。

まずアメリカでＡＩＤＳがどのように確認されたのか、歴史を振り返ろう（資料提示）。

資料：「アメリカでのＡＩＤＳ認識の歴史」

一九八二年：ＣＤＣが白血病の中で、免疫が低下している人がいることを報告。当時あまり危険性を認識していなかった。このころ、ステロイドクリームでＡＩＤＳになるという説があった。

一九八三年：Hylandtherapeutics社・Cutter社といった製薬会社がＡＩＤＳ発症者からの血液製剤をリコール。このころは、Swine fever[183]やamyl nitrite[184]がＡＩＤＳの原因であると考えられていた。

一九八四年：Alphatherapeutics社も同様にリコール。この年ガロもレトロウイルスを分離。

181 吉倉廣「4 公衆衛生と感染症」、岡田節人他編集委員『岩波講座 科学／技術と人間 6 対象としての人間』岩波書店、一九九九年、一二五－一五六頁。

182 吉倉廣「癌の会」主催退官記念講演「エイズ薬害事件に思う」、『鉄門だより』第五三二号、一九九八年三月一〇日。傍点は筆者。

183 豚インフルエンザ。

184 男性同性愛者が性交をするときに、平滑筋の弛緩剤として用いられた。

また、血液製剤の熱による不活化が有効であることが示された。
一九八六年：このころは「ウイルスに感染してもＡＩＤＳの発症は稀で、自然緩解もある」という認識であった。
一九八八年：加熱製剤（六〇度・三〇時間）でもＨＩＶ感染した症例が報告される。

ここで注目して欲しいのは、いつ血液からうつるらしいとわかったのか、いつウイルスが原因であるとわかったのか、ウイルス感染者が発症する確率・医療従事者の側の危険性の認識、加熱製剤と費用対便益の問題、リコールの速さといった点である。

まず、最初の点であるが、なぜＣＤＣの勧告やモンタニエの発見はすぐには受け入れられずに、ステロイド説などが唱えられたのであろうか。これは、新発見を疑う科学者の保守性によるものであろう。既存の考えを疑う革新性とこの新発見を疑う保守性の間で、科学の健全性が保たれるのである。これは同時に科学知識の不確実性も意味しているのである。

次に、ウイルス感染者が発症する確率について考えてみよう。なぜ、当時ＡＩＤＳの発症率が過小に評価されてしまったのか。ポリオなどは、ウイルスに感染しても一パーセントぐらいの人しか発症しない。ＡＴＬでは〇・一パーセントである。しかし、ＡＩＤＳは一〇〇パーセント発症する。(185)　このようなウイルスを人類は経験したことがないのだ！

　医療従事者の側の認識であるが、一九八五年の段階で、内科の教科書にＡＩＤＳの記載が全くない。一九八七年の段階でやっと内科治療マニュアルに血液製剤とＡＩＤＳの関係についての記載が登場するが、これは翻訳されたもので、さらに訳注で日本の製剤は安全であると書いてある！　なぜ、これほど日本での認識が遅れたのか？　医療従事者の難しいところは、不確実な科学的知識に基づいて、患者に直接接しなければならないことだ。ＡＩＤＳの件では人の命にかかわることなので、「あれ、まちがってました」とはなかなか言えない。では、医者はなんと言えばよいのか。この答えはないのです。君たちが考えるしかない。

　次に、クリオ製剤について考えよう。クリオ製剤というのは、一九六七年に登場したもので、それまで一一歳だった血友病患者の平均寿命を四〇歳まで引き上げた画期的なものであった。濃縮製剤により家庭での治療が可能となり、血友病患者のＱＯＬも著しく上昇することとなった。ところが、このこととＨＩＶの出現がちょうど重なってしまった。さらに費用対便益のことを考えると、第Ⅷ因子の非加熱のものは一ドースあたり九〇ドルであるのに

185　現在では生涯発症しない場合もあると考えられている。

対して、加熱製剤は一ドース一〇〇〇ドルであるという。このような出費を考えた時に、HIV感染のリスクに目をつぶらなくてはならないのかどうか？（中略）

世の中は科学に確実性を求める。しかし、前にも述べたように科学は実は不確実なものであるのだ。それを世の中の人が評価すると、それは科学ではないということになる。「今度のインフルエンザは人にうつるのか」という問題を考えると、身近なところでこの問題が起こっていることがわかるだろう。このような不確実な科学的知識に基づいて政策を決めなければいけない行政はどうしたらよいのだろうか？　AIDSが登場した一九八〇年頃は、「感染症から慢性疾患へ」と言われ、疾病構造が変化してきた時代であった。実は私が細菌学教室の教授になったのは一九八二年なのだが、このような社会的背景があればこそであった。私は、実はそれまで細菌について研究したことがなく、ネズミのレトロウイルスをずっと研究していた。「もう細菌なんていいじゃないか」という時代の流れで教授になったようなものなんです。しかし、ちょうどその頃から院内感染など再び細菌学が脚光を浴びるようになってきてしまった。私が研究していたレトロウイルスの分野でも新しい知見はなかなか受け入れられなかった。RNAがDNAに逆転写されると言い出したテミンは、雑誌の reviewer に文句を言われてなかなか accept されなかった。定年になったある科学者がこのようなことを言っている。「意地悪く、人を疑い、信用せず、アラを探し、ケチをつけ、文句を言う。そのように訓練されているので、転職先がない」。

私も、よく雑誌のレフェリーをやっているので、まさにそのようなもので、転職先がないのではないか（笑）。（以下省略）

和解案は、「当時、エイズは血液製剤を介して伝播されるウイルスによる感染症であることが科学者の常識的見解になりつつあった」、だから政府はその危険を回避するべきだった、と言った。この「科学者の常識」について、もう一度考えてみよう。吉倉教授は「新発見を疑う」のが科学者の基本的な態度だと言う。しかし、血液製剤によるＨＩＶ感染のように、人の命にかかわるとなると、人々はこの「疑い」を許容しない。その時点でも「後で考えると正しい」ことを述べた人々がいても、科学の世界が直ちにそれを認めなかったからである。これをメディアが好んで報道する。そこで、科学の世界と人々の間に「ねじれ」が生じる。吉倉廣教授はこの「ねじれ」は人々が忘れることで解消されるのだと言う。[186] 確かに、エイズの問題については大震災の影になり

186 前掲181、『岩波講座　科学／技術と人間　6』、一三一－一三二頁。

すでにその忘却が始まりつつある。しかし、それでよいのだろうか。「科学者の常識」でまず重要なのは、「一本の論文が出ても、それは科学者、あるいは学会の常識にはなりえない」ということである。まして、臨床に従事している医師たちの常識となるにはそれなりの時間がかかる。その常識になった時点をどうやって決めることができるのか。今さらアンケート調査などできないので、それを明確に決めることはほとんどできないのだ。ここにも常識が基盤となる裁判の限界がある。

立証責任の問題

医療における患者と医師の関係は信頼関係で成り立っている。患者と医師の良いコミュニケーションが重要であるが、救急で意識がない人が運び込まれたら、コミュニケーションはとれない。医師の良心に任せるしかない。このような関係を法律では信任関係という。信任関係の特徴の一つは、争いになったときの立証責任は信頼して任された側、つまり医療者側にあるということである。

エイズの裁判でも、この立証責任が問題となった。企業側は、エイズが血液製剤を介する感染症であることなど、全くわからなかった時期の感染者まで補償の対象とすることに抵抗した。しかし感染が起こり症状が出て死亡者が出ている。いつ感染したかがわかるかといえば、病原体がわからず検査方法もないのだからわかるはずがない。日常的に補充療法を受けている患者が、過去にさかのぼっていつどのロットで感染したかを決めることもできない。原告に立証できないのは当然として、被告側も立証はできない。当然、裁判所ができることではない。だから裁判所が判決を下すことはできない。結局のところ和解では、すべての感染者を和解の対象とすることになった。

一九九五年の第一次和解案の「所見」は次のように述べた。

「厚生省の当時の主管課である生物製剤課の課長は、一九八三年初め頃からエイズと血友病に関する情報の収集に努めており、米国における右のような事情を知っていたと認められる」。

一九八三年初めごろといえば、アメリカの血友病の患者三人がエイズを発症したという状況、五月にガロとモンタニエらの論文が発表されたという段階だった。つまり、積極的に情報を集め、知っていたから責任がある、努力をしたから責任があるという論理は、懸命に情報を収集しぎりの決断をしてきた当事者としては納得しにくい。そして、HIVの和解の際には菅厚生大臣が行政の責任を認めて謝罪したが、その責任とは何だったのだろうか。一九八三年当時、エイズが話題になり始めたころ、すでに感染は広がっていた。その後、C型肝炎についても総理大臣と厚労大臣が謝罪した。そのような状況での謝罪とはいったい何だったのだろうか。

医療における責任追及

二〇〇四年、福島県立病院の産科で事故が起こった。前置胎盤のために帝王切開をしたが、出血多量で妊婦が死亡した。夫は医師の責任を追及して土下座して謝罪することを要求した。警察が医師を逮捕して業務上過失致死傷で起訴したが、福島地方裁判所は、医師は一定の医療手順を尽くしており、無罪との判決を下した。

薬剤とか医療機器はいわば医療の資材であるが、この事件で問われたのは医療の判断と技術という、医療の本質に関する責任の追及だったのである。産科関係の学会をはじめとして広く医療界からも、このようなことでは医療は崩壊すると反発の意見が出された。その後、医療界もこの事件を重く受け止めて対策を検討してきた。

その結果、二〇一四（平成二六）年六月、医療法の改正に盛り込まれる形で「医療事故調査制度」ができた。この制度は、予期せぬ死亡事例が発生した場合には、速やかに遺族に説明し、第三者機関に届ける。遺族の納得が得られなかったような場合には、第三者が調査を行う。第三者組織として、二〇一〇（平成二二）年に「日本医療安全調査機構」が発足している。この機構には多くの医学会が参加して地方組織が整備されている。

医療は途上技術であり、かつ未熟練者が最終行為者になることが多いので間違いが起こることは避けられない。しかし、患者にはインフォームし続けなければならない。事故が起こった時に傷ついているのは患者や家族だけではない。医師も傷を負っている。患者のために必死に努力しても、突然に責任を追及されれば、とりあえず沈黙したくなる。これが専門の壁と受け止められる。[187] 裁判に訴えられると医師は自分の責任を認めがちになる。人の命に関する補償は多額になるので、医療訴訟は増え続ける。医療事故調査制度はこの壁を乗り越えるための医療者側からの努力の一歩である。しかしその運営には我々の社会の成熟が求められる。

日本のジャーナリズムはこれでよいのか

政治もジャーナリズムも人を説得する職業である。現在、政治家と呼ばれる人々は職業として政治に従事している。ジャーナリストも人々を説得するという意味では同様な職業である。

187　Gibson, R. and Singh, J. P., *Wall of Silence: The Untold Story of the Medical Mistakes That Kill and Injure Millions of Americans*, Regnery, 2003. ローズマリー・ギブソン、ジャナルダン・プラサド・シン著、瀬尾隆訳『沈黙の壁――語られることのなかった医療ミスの実像』日本評論社、二〇〇五年。

私は、民主主義社会におけるジャーナリズムの役割を高く評価しているつもりである。しかし、ジャーナリズムも批判されることのない権力であるとすると、すべての権力は腐敗するという必然の中にある。それを防止する仕組みを持たなければならない。しかし、欧米の新聞などでは一般的になっている記名記事も日本では一向に普及しない。公共放送という信頼を利用して世論を誤導するような報道をしても訂正も謝罪もしない。こんなことでよいのだろうか。先日、朝日新聞が慰安婦報道と福島原発事故に関する誤報について謝罪するということがあった。しかし、韓国系の住民によってアメリカに建てられた慰安婦像をどうにかすることができるのだろうか。

ＳＴＡＰ細胞の件では、理化学研究所の発生・再生科学総合研究センター副センター長の笹井芳樹氏が自殺された。彼は「追い込まれた」のであろう。我が国は貴重な人材を失った。私は、我が身の経験を顧みて、彼の自殺は彼にできた唯一の抗議のような気がしてならない。エイズの関連では、ＮＩＨのガロたちも再現不能なたくさんの論文を書いた。[188] 科学はしばしば間違うものである。科学者は自分のデータに騙されることもあるのだ。

ＳＴＡＰ細胞の論文は日本の科学研究の信頼を落としたとの批判がある。しかし、そのジャーナリズムのあり方にも批判されるべきことがあるのではないだろうか。日本が、科学技術立国を目指すのであれば、もっと科学というものを理解し、科学者、研究者を大事にしなければならない。研究者の経済的な処遇もアメリカなどと比べると著しく低い。優れた研究者に日本に来て研究をしたいと思ってもらうようにしなければその将来は暗い。

民主主義社会ではジャーナリズムが重要であることは言わずもがなである。だからこそ、ジャーナリズムがその質を高めなければならない。一国の歴史と将来にかかわる職業なのだから、少なくとも修士論文を書いたことがあることを記者の条件とするぐらいはあってもよいのではないだろうか。論文を書くということは、「真実を書く」とはどのようなことかという経験なのである。

医師をはじめプロフェッショナルと呼ばれる職にある者の責務は、自らの質を自らが確保するということである。前にも述べたように、ＮＨＫは「倫理・行動憲章」なるものを定めている。そこには、「取材相手には誠実に接し、相互の信頼を大切にします。取材される側の立場に配慮し、人権の尊重、名誉やプライバシー・個人情報の保護などに努めます」と書いてある。

しかし、以前は記載があった倫理規定の次のような第五項が憲章から削除されてしまったようだ。

「第五項　一、意見が対立している公共の問題については、できるだけ多くの角度から論点を明らかにし、公正に取り扱う。

188　前掲56、カルパス博士から『ネイチャー』誌編集長のマドックス氏への手紙。

二、現在、裁判にかかっている事件については、正しい法的措置を妨げるような取り扱いをしない。」

このような倫理規定は、記者の行動にどれだけ役立っていたのだろうか。なぜこの第五項が削除されたのだろうか。エイズ報道ではあれだけの大きな間違いをしたり人を傷つけたりしても何もない。

テレビ放送は記録としては後に残りにくい。今井彰氏の企画した「薬害エイズ一六年目の真実」という番組で、私は騙されたと知ってその放送停止で争った時も、ＮＨＫ側の「放送してしまえばこっちのものだ」という態度がありありだった。だから、騙してでも番組を作ろうというインセンティブが働くのだろう。

ＮＨＫは倫理憲章に照らして、それに違反した場合にはその責任を明らかにして、はっきりと謝罪すべきである。現在の放送番組審議組織は機能していない。再発防止のための方策も明らかにすべきである。自律できなければ第三者によるしっかりした評価システムが必要である。

政治とポピュリズム

三・一一の東日本大震災が起こった日、私は正直「これはまずい」と思った。この事故をまた菅直人氏のポピュリズムに利用されなければよいが、と心配になったからである。

津波でたくさんの人が死んでいるらしい。私が思ったことは、人命救助が第一優先であること。次に、原発が水没して電源が失われたようだ。これは大変なことになるということだった。

私だったら、現場のことは現場が一番よく知っているのだから、現場に任せざるをえないし、現場で今どんな支援が必要なのか、放水車は何台、電源車は何台必要なのかなど、なんとか必要な情報を集めて、最寄りの資源をかき集めて、支援に徹したと思う。鉄道も道路も使えないのであれば、ヘリコプターを使って支援することだってできたはずである。

一瞬一刻を争う事態なのに、彼はなんと自分でヘリコプターに乗って、対応に忙殺されている現場に乗り込んだ。ヘリが到着した時、同行した内閣府原子力安全委員会委員長だった班目（まだらめ）春樹氏がヘリを降りようとしたら、「まず総理だけが降りますから、すぐには降りないでください」と言われたそうだ。原発の危急存亡の闘いのさなかに「まず撮影を」という神経に班目氏は驚いたという[189]。

九月一一日に公開された「吉田調書」によれば、吉田昌郎所長以下のスタッフが、まさに不眠

189 門田隆将『死の淵を見た男――吉田昌郎と福島第一原発の五〇〇日』ＰＨＰ研究所、二〇一二年、一四四頁。

不休で、なんとか事故の拡大を防ごうと必死になっているときに、菅氏は所長に「水素爆発とはどういうメカニズムで起こるのか」とか、「水蒸気爆発とは違うのか」といったきわめて初歩的な質問をしていたそうだ。その視察が一体、何の役に立ったのだろうか？　もし、電源が確保され、早急に冷却が行われていれば、あの爆発はなかったかもしれない。今の環境汚染もなかったかもしれないのだ。

「菅直人という政治家はポピュリストである」という評価は定着しているようだ。ポピュリズムは、できるだけ自分を目立たせたいという欲望である。小さいことのようだが、政治家の陥りやすい大罪である。権力の追求が個人的な目的になるときには政治家という職業に課せられた神聖な使命に背くという罪が始まる。そして権力の派手な外観を求めるようになり、無責任な結果をもたらす。

菅氏が厚生大臣になって、大臣の命令で省内にエイズ問題の調査室が開設された。皆が日夜、休日を返上して働いたことを私は知っている。私にもたくさんの調査の質問が送られてきたので一生懸命に答えを書いて送った。その報告書が提出される予定日の直前に、日比谷公園での原告団の抗議集会が終わってしまうことになった。その集会の最終日に、つまり自分が作らせた報告書が提出される前に、彼は集会の代表を大臣室に呼んで、倉庫から見つけ出したと称するいわゆる「郡司ファイル」なるものをポンと出して、こんな大事なものが隠されていました、と言って謝罪してしまった。

テレビにそのファイルの表紙が映し出されたので、それは私が書いたものであることはすぐわかった。そのファイルが大事なものであるかどうか、どのようなファイルであるかは、書いた本人である私が一番よく知っている。あれはいわばゴミファイルだった。新任の技官補佐が自分の勉強のために書いては私に見せたので、私が間違いのあるところを正したり手を加えたりして本人に返したりしたものであり、せっかく新任の技官補佐が書いたものをすぐ捨てるのも失礼かと思ってファイルしておいたものだった。その証拠に、いろいろな基本的な間違いに私が手を入れた跡が残っている。課としての考えをまとめた書類ではない。

厚生省が隠していたものを、大臣が命令して発見したと信じられているが、それも違う。その年、厚生省は古い元海軍省の建物から新たに建設された新庁舎に引っ越した。「部屋の面積は広くはならないので、引っ越したら机の上には物を置くな。使わない資料は倉庫に入れろ」と言われた。行政が大事にしなければならない書類は常に使う書類や過去に発出した通知の原紙などである。だから、私が異動になった後は使わない資料として倉庫行きになったのだろう。

先にも述べたとおり、川田龍平氏が「菅厚生大臣が謝罪した時、皆が涙を流して喜んでいたが、私は全然嬉しいとは思わなかった。なぜなら、何を謝罪したのかわからなかったから」と言ったのは、もっともなことである。

厚生大臣の「謝罪」は、和解を後押ししたことはあったかもしれないが、エイズ問題とは何だったのかの真相究明にはピリオドを打ってしまった。その結果、アメリカのような報告書の類は日本ではどこからも出せなくなってしまった。

マックス・ウェーバーの言うとおり、政治家の最も陥りやすい過ちはポピュリズムである。(190) 政治を職業とする者は、票を獲得しなければならない。幸か不幸か、日本人は無党派層が大多数であるから、その最大の無党派層から票を刈り取らなければならない。そのためには、人の感情に訴えるのが早道である。そこで、怒りや同情を利用して煽動(せんどう)するという方法が用いられる。民意を反映することは重要だが、これは健全な民主主義社会の運営にとってはきわめて危険なことである。その対策はどうしたらよいのだろうか。この議論は、高邁(こうまい)な民主主義論、国家論になるのだろうが、ここでの議論の枠を超えている。

190　マックス・ウェーバー著、清水幾太郎、清水禮子訳「職業としての政治」、務台理作他責任編集『ウェーバー　政治・社会論集』世界の大思想23、河出書房新社、一九六五年、三八五‐四三三頁。

第六章

思うこと

時間感覚という進化

先日、京都大学の霊長類研究所長だった松沢哲郎氏の『想像するちから――チンパンジーが教えてくれた人間の心』[191]という著書を読んだ。これは松沢氏のこれまでのチンパンジー研究の総まとめを、一般の読者を対象にわかりやすく書いたものである。チンパンジーと人間の学習能力の差などの実証的な研究をもとに、「人間とは一体何なのか」という問いに答えようとしている。その最終章「想像するちから」はきわめて示唆に富んでいる。だから、書名になったのだろう。

話はこうである。ある時、レオというチンパンジーが、急性脊髄炎になり、首から下が完全にマヒしてしまった。レオは全く動けないので、腰や膝には骨が見えるほど床ずれができてやせ細ってしまった。人間なら完全に絶望に襲われるような状態なのに、レオは一向に絶望した様子はなく、結構いたずら好きで、見学に来た女の子が近づくと口に含んだ水をピュッと吹きかけて、彼女らがキャッと言って逃げようものなら、すごくうれしそうにしていたという。どうも、チンパンジーは絶望しないらしい、というのである。

松沢氏は、これらの観察から、チンパンジーは「今、ここの世界」に生きている。だから絶望しない。明日のことさえ思い煩ってはいないようだ、と言う。人間は「時間」を想像する能力を得た、これが人間の進化だという。だから、人間は希望を持つ、希望を持てるのが人間だ、というのである。私が思うに、これを否定形で言うと、希望がかなえられないと知ると、人間は容易に絶望してしまう。だから人間には寄り添って励ましてくれる他者が必要なのだ。

不安と争い

人間だけが時間感覚を持つようになったということから、私はいろいろと思うことがある。希望がかなえられるかどうかわからないと、人は不安になる。ライオンは空腹になれば餌を求めて狩りをするが、満腹していれば獲物が目の前を通っても襲うことはない。将来餌がなくなるのではないかと心配することはないのだろう。

人間は時間感覚を持っているので、将来のリスクや不安に対処しようとする。今満たされていても満足することはせず、将来のために蓄えようとするが、その欲望にはきりがない。国の将来の発展のために資源不足が心配となると、国家のエゴを丸出しにして資源を確保しようとする。「万人の万人に対する闘争」は、ホッブズの言葉として有名である。人間は「自然状態」にお

191　松沢哲郎『想像するちから』岩波書店、二〇一一年。

いては完全な自由を有しているが、もしも、飢饉（ききん）や風水害などにより食糧が不足したような場合、各人が生き延びるために恐ろしい闘争状態が出現する。だから、暴力を独占する国家が必要だというのである。法をもって秩序を維持しなければならない、このような理性によって発見された戒律が自然法なのである。(192)

人は個人のエゴイズムを必ずしも肯定しないが、国となると「国益」と称する国家エゴイズムが平気で肯定される。今、極東地域でのエネルギー資源などをめぐって力による争奪戦が行われている。主役は違うが、第二次世界大戦の前に見た光景と酷似している。国際社会はいまだに万国による闘争の危険性の中にある。(193)

これまで、国家は最も完成された統治機構だと思われてきたが、今、それも揺らいでいる。EUも、国連という世界の統治機構も、未完であることが実感されている。世界はいまだに法の支配のもとにはない。

「憎む」ということ

動物は生きるために闘う。獲物を奪われそうになれば「怒る」。しかし、「憎む」ということはしない。動物には時間の観念がないので怒るけれども憎むということはない。時間感覚がないから、怒りを憎しみに変えることができないのではないか。

今の世界は憎しみにあふれている。近しいものが殺されれば、相手を憎む。憎しみは、殺人犯から次第にその民族へ広がる。そして、無差別の殺人、テロへとつながる。それが正義だとなる。人は憎しみを決して忘れまいとする。国が憎しみの記念日を作ってそれを忘れないように努力をしたりする。憎しみを忘れないように努力することが人類の未来にどのような結果をもたらすのだろうか。憎しみの究極は相手の死であり、消滅である。今、世界では憎しみが憎しみを増幅している。そして、人々はテロの拡大におびえている。しかしそれを収拾することができない。その方法がわからない。

科学を発達させた人間の知性は驚くべきものである。素粒子を分析し、宇宙の発生を考える。日本の宇宙技術は探査機「はやぶさ」を小惑星に軟着陸させ、七年後に地球に帰還させた。医学は分子生物学によって大きく進歩しつつある。我々は、科学の進歩を実感するとき、希望の色合いをもって未来を見がちである。しかし、人間の知性は、憎しみをコントロールすることができ

192 田中浩『新版 国家と個人』岩波書店、二〇〇八年、四一－四六頁。
193 Attali, J., *Une Brève Histoire de L'Avenir*, Librairie Arthème Fayard, 2006. ジャック・アタリ著、林昌宏訳『21世紀の歴史——未来の人類から見た世界』作品社、二〇〇八年。

ないという点で、驚くほど愚かなのではないだろうか。人類の社会の未来は本当に明るいのだろうか？

今、世界は

国際政治においては、力を重視した政治理論、つまりパワー・ポリティクスが重要であることを否定するつもりはない。しかし、憎しみが望むのは、最終的には相手の死であり消滅である。個々人をとってみれば、どんな国の人も良い人が多い。しかし、「人々」となると話は違う。中国が「国辱の日」を定め憎しみを忘れないようにすることとは良いこととは思わないが、それに対抗してもっぱら中国に対して憎しみをあおるジャーナリズムに煽動されるようなことがあってはならない。日本では中国に親しみを感じない人が著しく増加しているという。繰り返すが、憎しみの行き着くところは、相手の死であり、無差別テロであり、戦争への道である。

国際関係論では、力関係に注目したパワー・ポリティクスだけが理論的な枠組みになっていて、倫理観に基づく説得力のある理論、実践論はまだないように思われる。だから、「積極的な平和主義」という政策の思想の底は深い。そして最近、この言葉にアジアの国々から関心が寄せられている。

人に憎まれるという経験をした人はそう多くはないだろう。私は経験した。恐ろしい経験である。相手が誤解しているとか、弁明しようとしても、その機会も与えられない。弁明をしても憎しみが消えるとは思われない。

その昔、イエスはユダヤ教を批判したことで憎まれ、裁判にかけられた。判事役だったローマ帝国の総督ポンテオ・ピラトが無罪だと言うのに、群衆が「殺せ、殺せ！」と叫んだため、十字架に磔（はりつけ）という極刑に処せられた。苦しみの中でイエスは「彼らは自分が何をしているかわからないのです」と言って神の赦（ゆる）しを祈った。人は心優しくても、人々になると恐ろしく残忍になる。国家は最も完成した統治機構だが、国が憎しみに支配されるとき最も恐ろしい暴力組織となる。人が惨殺されるのを見せられると世界中で批判が沸き起こる。しかし、空爆で大量の人が殺されても残虐感は薄れてしまう。

自己犠牲

『アンパンマン』の製作者やなせかたしさんは、こう言っている。

アンパンマンは、当初は全く売れなかった。なぜならば、当時の漫画では、力によって悪を倒す正義の味方の強い主人公が流行していた、それに対してアンパンマンの正義は自分の顔を食べさせてあげるという「自己犠牲」だったからだという。これは彼の戦争体験者としての正義論なのだという。自分たちは正義のために戦ったつもりだったが、戦争が終わって平和の日々がやって来てみれば、その戦いはこの平和の日々を一日でも遅らせるためだったのだ。正義とは何なのか、わからなくなった、そして生まれたのがアンパンマンだった、という。

当時、アンパンマンは全く売れなかったのに子供には人気があったらしい。私は阿佐ヶ谷にある河北(かわきた)総合病院に患者図書室が作られた時に、ボランティアをしていた。時々、親が子供連れでやって来て調べ物をしようとするが、子供が騒いでそれができない。その時、アンパンマンのビデオを見せたことがある。子供は「夢中になって」それを見ていた。あまりにも引き付けられている様子を見て、私は「不思議だなァ」と思った。主人公のアンパンマンというキャラクターは絵としてはあまりにも単純である。筋書きも特別なものとは思わなかったからである。

やなせ氏は「人間は、子供でも自己犠牲ということを理解できるようだ」と言う。しかし、残念なことには人間は成長するにしたがって自己犠牲の感覚は失われ、憎しみを強く感じるようになってしまうのかもしれない。

赦しと祈り

今年（二〇一四年）の六月三〇日のBSフジLIVEプライム・ニュース「経済連携とTPP思惑」という番組に、オーストラリアの現在の駐日大使、ブルース・ミラー（Bruce Miller）さんが出られた。大使の「日本とオーストラリアの関係は今はとても良い」という発言に対して、反町理氏が「オーストラリアの人々は、第二次世界大戦の泰緬鉄道で一万数千人のオーストラリア人が日本軍に殺されたことをどう思っているのか」と突っ込んだ。それに対して、大使はこう答えた。

「どんな国も暗い歴史を持っています。オーストラリアもアボリジニの人に対してひどいことをした歴史があります。しかし、我々は前向きに解決してきました。だから、日本人を憎いという感じを持ってはいません」。私は素晴らしい歴史認識だと思った。

東日本大震災の直後、あるテレビ番組で、当時のローマ法王ベネディクト一六世に対して日本人の子供が「神様はなぜこのようなことをするのですか？」と質問した。法王は苦渋に満ちた表情で「わからないのです」と答えた。法王はその後、日本の被災者のためにたびたび祈りをささげている。キリスト教には「主の祈り」というものがあり、「われらに罪を犯すものをわれらが赦（ゆる）すごとく、われらの罪をも赦したまえ」と祈る。人間には祈ることしかできないことがあるのだ。HIV感染で失われた命はあまりにも悲惨である。この命を無駄にしてはならない。この悲劇から再発防止のために、できるだけの知恵を学び取らなければならない。エイズの騒動の記憶は風化し忘れ去られようとしている。しかし、忘れる前に、我々は学ぶことが必要である。決して忘れるだけであってはならないのである。

国会証言　第一三六回国会　厚生委員会　一九九六年七月二三日
質問者　山本　孝史
出席国務大臣　厚生大臣　菅　直人君
委員外の出席者　証人　郡司　篤晃君

最後の質問
○山本（孝）委員　最後の質問ですけれども、衆参両院の参考人招致で、いつもこういうふうにおっしゃっていました。「当時の行政の担当者として最大限の努力はしたつもりでありますが、結果的にはこのように大規模な感染という事態を避けることができなかったことを心から悲しく、残念に思っております」というふうにおっしゃいました。これは、自らの責任について全くお触れになっていない発言だというふうに思いますけれども、あなたは行政担当者として責任をお感じになっていないのか。

あなたが言うように、これもあなたの言葉ですけれども、「血友病の皆さんでエイズに感染してしまわれた方々、またすでにお亡くなりになっておられます方々には、本当に無念で悲しく、また心から怒りを覚えていらっしゃることと思います」。私は全くそのとおりだというふうに思うのですね。患者の皆さんは一体この怒りをどこに、だれにぶつけたらいいのですか。どうぞ、あなたの今のお気持ちをおっしゃってください。

○郡司証人　一番厳しい質問だと私は理解をしております。結果責任ということであれば、私はそれに責任があると思います。しかし、結果責任というのをだれがどういう形で追及することができるのか、そういう問題ではないかなというふうに私は理解しております。神様が追及するというのであれば、私は甘んじてそれを受けますし、国民全体がそれを追及するということであれば、また私はその責任を負いたいと思います。

○山本（孝）委員　終わります。ありがとうございました。

おわりに

人類は長い間、生態学的な拘束のもとに生きてきた。いわゆる途上国における人々の生活を見ればそれがよくわかる。しかし、先進国と言われる一部の国々、特に都会に住む人々の間には、それらの束縛から解き放たれ、諸々の価値観やタブーからも自由に生きようとする人々が現れた。男性同性愛もそのような文化の一部なのかもしれない。しかしＨＩＶの感染は、生殖行動という人間の動物的な基盤に「隠れた合理性」があることを気づかせた。

人間の生きたい、できるだけ生命の質を向上させたいという願望に対して、医学のなんとか応えたいという熱意が治療方法の改善を生んできた。そして、血友病の治療に関しては、その熱意が残念ながら安全の確保を上回った。この悲劇から我々はできるだけ多くのことを学び取らなければならない。

人間の科学する知性は素晴らしい。しかし、憎しみとエゴイズムを制御する人間の知恵は驚くほど貧しい。人類は、この知恵を深めることができなければ、この愚かさのゆえに終末を迎えるかもしれない。その惨事を回避するには、わずかでもよいから「赦（ゆる）し」の要素が必要である。そこから、どうしたらよいかという知恵が始まる。絶望的な破壊から、建設が始まる。

東京大学医学部昭和四〇年卒の私のクラスは、いわゆる「インターン闘争」を始めた学年である。当時は、アメリカの制度に倣って学部を卒業すると一年間のインターンが義務づけられていた。アメリカでは、医師は医学部を卒業すると、病院内に住み込みで臨床医としての厳しいトレーニングを受ける。さらに希望者には専門医としてのトレーニングの制度が整備されていた。しかし、日本では大学の臨床の講座に「入局」をするが、教育のカリキュラムもはっきりせず、なんの経済的な支援もなく、漫然と見習いをさせられていた。インターン生にはやむなく夜間の当直のアルバイトで生活をする者が多かった。そのような事態に抗議して学生運動となり、現在の研修医制度ができた。私は下宿の三畳間で「ガリ版」での膨大な資料作りを担当した。これが私が医療制度を研究しようと思った原点である。

いま思うと、このクラスは社会的意識がきわめて高かった。クラスからは、単なる臨床医にとどまらず社会的な実践活動家を輩出した。例えば今井澄（きよし）君は、諏訪（すわ）中央病院を立ち上げ、長野県から参議院議員となり、日本の医療制度改革などで活躍中だったが、惜しくも道半ばで病を得て他界した。斎藤芳雄君は南魚沼市の「ゆきぐに大和（やまと）病院」を地域の包括的なケアのセンターにすることで活躍し、その活動は老人保健法のモデルとなった。私は行政に進んだが、東京大学の医学部の保健管理学教室の教授として呼び戻されて、医療制度の研究に従事した。医学部の教授が退官するときには業績集が編纂されるのが慣わしだったが、専門外の人に読んでもらえるような代物ではない。私は、学生にした講義の内容を本にまとめて皆さんにお配りした。[194] それは「医療政策学」の提案だった。

大学の教授として定年を迎える直前からエイズの問題が社会問題となり、厚生省の課長時代の意思決定の責任が問われることになった。私としては、日本は世界的に見ても最も早く対応したし、それ以外の合理的な決定はありえなかったと思っている。しかし、日本社会の独特の対応から、私もバッシングの対象とされ、私は本人だからともかく、教え子や関係者に肩身の狭い思いをさせてしまった。特に、家族には大変な苦労を掛けてしまった。本書が多少とも弁明になればと思っている。

本書で述べたことがすべて正しいと主張するつもりはない。だが、稀有な経験をした当事者として、第五章に提言的なことを書かせていただいた。今後、本書に提示したような論点についての議論を深めることによって、医療という途上技術と社会の摩擦が少しでも減少し、日本の民主主義社会の強靭化に役立てばと心から願っている。

本書を出版することについては学校法人聖学院の理事長であり出版会の会長でもある阿久戸光晴先生にお世話になった。また、聖学院大学教授の標宣男先生、黒木章先生、松原望先生にはそれぞれの専門の立場から貴重な助言をいただいた。厚生省での同労者である府川哲夫氏、磯部文雄氏にはいろいろな助言と励ましをいただいた。朝日新聞社の出河雅彦氏には細かい事実関係の誤記まで指摘をしていただいた。しかし、本書に書かれている内容についてはあくまでも私の責任であり、ご助力をいただいた方々の責任ではないことは無論である。聖学院大学出版会の木下元氏には本書の出版に多大な支援をいただいた。大谷智通氏には本書の編集と出版に関する複雑な管理業務を熱意をもってお手伝いいただいた。これらの方々の支援がなければ本書は世に出ることはなかっただろう。娘の滝沢牧子と妻の寿子にはいろいろと世話になった。牧子には内科の専門医の立場から、寿子には一般読者の一人としていろいろな指摘を受けたことで本稿が改善された。心から感謝したい。

194 郡司篤晃『医療システム研究ノート』丸善プラネット、一九九八年。

【出所略語説明】

AABB = American Association of Blood Banks、アメリカ血液銀行協会
ABRA = American Blood Resources Association、アメリカ血液資源協会
CDC = Center of Disease Control and Prevention、米国疾病管理予防センター
FDA = Food and Drug Administration、米国食品医薬品局
HNN = Hemophilia News Note、NHFの「血友病ニュース・ノート」
MMWR = Morbidity and Mortality Weekly Report、CDC の「疾病・死亡率週報」
NEJM = New England Journal of Medicine、アメリカの医学雑誌
NHF = National Hemophilia Foundation、アメリカ血友病財団
NIH = National Institutes of Health、米国国立衛生研究所
PHS = Public Health Service、米国公衆衛生局
UN = United Nations、国際連合
WFH = World Federation of Hemophilia、世界血友病連盟
WHO = World Health Organization、世界保健機関

1996	8		東京地検が帝京大学医学部附属病院の医師だった安部英氏を業務上過失致死容疑で逮捕。
	9		大阪地検がミドリ十字の代表取締役だった松下廉蔵、須山忠和、川野武彦を業務上過失致死容疑で逮捕。
	10		東京地検が松村明仁元生物製剤課長を業務上過失致死容疑で逮捕。
1997	11	厚生省	エイズサーベイランス委員会→エイズ動向委員会。
	12	厚生省	「血液行政の在り方に関する懇談会」報告書。
1998	7		第1回 エイズ研究班会議の録音テープ発見、公表。
	10		エイズ予防法等を統合した感染症予防法制定。
1999	7.4		NHK スペシャル「16年目の真実」放送。
	10	厚生省	エイズ予防指針。
2000			ミドリ十字の3被告人に実刑判決。
2001	3.28		安部氏に一審無罪判決。
	6	UN	国連エイズ特別総会。
	9.28		松村元生物製剤課長に有罪判決。
2002	2		世界エイズ・結核・マラリア対策基金（GFATM）発足。
	7	厚労省	「安全な血液製剤の安定供給の確保等に関する法律」（血液新法）制定、医薬品副作用被害救済制度に血液製剤を含める。
			C型肝炎訴訟提訴（2002～2007年）。
2005	4		安部英氏死亡。
2006	3	厚労省	エイズ予防指針全面改定。
	9		国連合同エイズ計画共同センター設置（京都大学）。
2008	1	厚労省	特定C型肝炎ウイルス感染者救済特別措置法施行。
	3.3		松村氏に対して最高裁は上告を棄却。
2009	1	厚労省	産科医療補償制度発足。
	12	厚労省	肝炎対策基本法成立。
2012	3	厚労省	「血漿分画製剤の供給のあり方に関する検討会」報告書。
	10		一般社団法人「日本血液製剤機構」事業開始。
2014	5		国際 HIV・新興感染症学会議（マルセイユ）。

1985	10		日本臨床血液学会でガロ博士が特別講演（熊本）。
	12	厚生省	加熱第Ⅸ因子製剤の製造承認（カッター、ミドリ十字）。
1986	4.18	WHO	作業部会、加熱処理剤の使用を勧告。
		厚生省	「血液製剤使用ガイドライン」、採血基準改正など。
	6		第2回 国際エイズ会議（パリ）。
	11		いわゆるエイズパニック（松本）。
	12	厚生省	エイズサーベイランス委員会。
1987	2	厚生省	エイズ問題総合対策大綱。
	3		因子製剤の日赤から民間への委託製造開始。
		FDA	AZT をエイズ治療薬として承認。
	5	WHO	世界エイズプログラム（GPA）設置。
	6		第3回 国際エイズ会議（ワシントン）。
1988	1		エイズ対策世界保健大臣会議（ロンドン）。
	6		第4回 国際エイズ会議（ストックホルム）。
	12		第1回 世界エイズデー。
1989	5.8		大阪で製薬会社と厚生省に対して損害賠償を求める民事訴訟（大阪 HIV 訴訟提訴）。
	6		第5回 国際エイズ会議（モントリオール）。
	10.27		東京 HIV 訴訟提訴。
1990	6		第6回 国際エイズ会議（サンフランシスコ）。
1992	3		エイズ問題総合対策大綱改定。
			日赤の献血由来血液凝固第Ⅷ因子製剤供給開始。
1994	2.6		NHK スペシャル「埋もれたエイズ報告」放送。
	8		第10回 国際エイズ会議（横浜）。
1995	10		東京・大阪両地裁は第一次和解案を提示（原告1人あたり4500万円の一時金支給を柱とする。厚生省は、救済責任は認める一方で加害責任は否定した）。
1996	1	UN	国連合同エイズ計画（UNAIDS）発足。
	2.9	厚生省	菅直人厚生大臣は郡司ファイルが1月26日に発見されたことを発表し、2月16日に原告団に謝罪。
	3.7		東京・大阪両地裁は発症者に月15万円を支給する第二次和解案を提示。
	3.29		両地裁で HIV 訴訟和解成立。
	4		薬害エイズ問題で国会参考人招致が始まる。
	7		第11回 国際エイズ会議（バンクーバー）。
	8	厚生省	エイズ診療拠点病院選定。

1983	9.15		「Cold Spring Harbor Seminar」で、モンタニエがLAVの報告をしたが賛同を得られず。
	9	MMWR	2259例、うち血友病患者1%。
	9.22	厚生省	「全国ヘモフィリア友の会」厚生省に陳情。
	10.14	厚生省	第4回 エイズ研究班会議。
	11.10	厚生省	加熱製剤開発の関連事項の説明会を開催。
	12.2	MMWR	血友病患者のエイズ合計で21名。
	12.10	NEJM	「Nature」誌の「Letters to the Editor」でデスフォージスに対する反論が多数のる。
1984	2	厚生省	日本で加熱製剤の治験開始。
	3.29	厚生省	第5回 エイズ研究班会議（最終）。
	4.23	USA	ヘックラー厚生長官がガロ博士のグループによってエイズの原因ウイルスが分離されたと記者発表。
	5.4	Science	ガロらエイズウイルスをHTLV-Ⅲと確定、抗体検査法を開発したと報告。
	5	NIH	ガロがエイズウイルスを同定。抗体検査法を開発。
	5.29	厚生省	アメリカ大使館から郡司課長宛てに親書。
	7.6	Science	モンタニエらのLAVがT4に指向性を持つことを報告。
	7	厚生省	郡司篤晃、健康増進栄養課長に異動（後任は松村明仁氏）。
	8	WFH	リオデジャネイロで医学委員会、総会はストックホルムの方針を変えないと決定。
	9		国際ウイルス学会（仙台）、名称をHIVに統一。
	9.29	MMWR	加熱濃縮製剤によるエイズウイルスの不活性化を報告。
	10	NHF,CDC	加熱製剤の使用を勧告。
	11	フランス	LAV/BRU/MT2のDNA塩基配列を決定。
	11.8-9	東京	第4回国際血友病治療学シンポジウム開催。
	11.13-15	東京	高松宮妃癌研究基金第15回国際シンポジウム、モンタニエ講演。
1985	1		AIDSの原因ウイルス発見（ヒト免疫不全ウイルスHIVと命名）。モンタニエらが「Cell」誌に、ガロらが「Nature」誌に発表。
	3	厚生省	AIDS調査検討委員会が順天堂大症例を初のエイズ患者と認定。
	4.14-17		第1回 国際エイズ会議（アトランタ）。
	4.18	WHO	作業部会、加熱処理剤の使用を勧告。
	5	厚生省	AIDS調査検討委員会が帝京大症例をエイズ患者と認定。
	7.1	厚生省	加熱第Ⅷ因子製剤の製造を一括承認（カッター、トラベノール、ヘキスト、化血研、ミドリ十字）。

1983	3.4	MMWR	患者数1300例のうち、血友病11名。CDC、FDA、NIHが共同でエイズ予防対策を勧告。1）ハイリスク者との性的接触の回避、2）ハイリスク者の供血を回避、など。
	3.4	PHS	アメリカ政府として初めて、B型肝炎との並行性から輸血による感染症の可能性、2か月から2年の潜伏期間が考えられるので、性行動の自粛、ハイリスク者の献血自粛、ドナーのスクリーニングの強化、輸血の適用の厳格化を勧告した。
	3.21	FDA	B型肝炎対策として加熱濃縮製剤承認。
	3.24	FDA	血液業界に「血液提供者からのエイズ伝播のリスクを減少させるための勧告」を発出。疑わしい人からの血液は廃棄するよう勧告。
	4.25	NIH	初めてAIDSに研究費を出す。
	5.11		Hyland Therepeuticsが1ロット回収（AIDS発症者が1人出たため）。
	5.11	NHF	血友病の患者のエイズ発症率はきわめて低いので（2万人中11名）患者や治療者に不安を与えたり治療の変更をしないで、濃縮製剤、あるいはクリオの使用を継続するように勧告。
	5.20	Science	ガロらは3名のエイズ患者のT細胞を培養し、1名からHTLV-Iの抗原を検出し、エイズの原因はHTLV-Iとした。モンタニエらはHTLV-IではなくLAVとした。
	5.24	PHS	保健次官補ブラント博士が加熱製剤に対する期待を表明（“We can't be sure, but we hope that...”）。
	5.25		フランスがアメリカからの血液製剤禁輸と報道、しかし誤報と判明。
	6.2		トラベノール社、1ロット回収。
	6.13	厚生省	「AIDSの実態把握に関する研究班」設置、第1回 エイズ研究班会議開催。
	6.29	WFH	ストックホルムで世界血友病連盟の年次総会が開催され、1）現時点では治療方の変更はしない、現在の治療を継続すべきである、2）治療方はリスクと便益の比較で正しく決定すべきである、と決議。
	7.13	厚生省	住友化学（プロプレックス）輸出の例外許可申請。
	7.18	厚生省	第2回エイズ研究班会議。帝京大症例のエイズ認定見送り、当面は非加熱製剤の継続使用の結論。
	7.22	厚生省	ハイリスク者から供血されたものでない旨の証明書添付を指示。
	7.26	厚生省	住友へ輸出許可、同日、林厚生大臣、宇野通産大臣の許可。
	8.19	厚生省	第3回 エイズ研究班会議。血液製剤小委員会の設置。
	9.14	厚生省	第1回 血液製剤小委員会開催。クリオ製剤への転換否定、加熱濃縮製剤の治験実施の方針決める。

エイズ関連年表

年	月日	出所	
1964	3		ライシャワー事件。
1972		厚生省	第Ⅸ因子濃縮製剤の輸入承認。
1975		WHO	血液製剤の国内自給を勧告。
1978		厚生省	非加熱第Ⅷ因子濃縮製剤の製造、輸入承認。
1981	7	MMWR	ロスで5例のカリニ肺炎（PCP）を報告。初のエイズ患者報告。
	9	Lancet	8例のカポジ肉腫（KS）を報告、いずれも男性同性愛者。
	12	NEJM	カリニ肺炎（PCP）、カンジダ症などに罹患した4名の男性同性愛者でヘルパーT細胞／サプレッサーT細胞の比が低下、「cytomegarovirus」を疑うと考察。
1982	1	NEJM	CDCのレポート：'81.7～11までに死亡159例、その内女性1名、同性愛が確認できたもの136例。
	6	MMWR	5月末までに355例。うち男性同性愛者281名、女性13名。
	7	MMWR	3名の血友病患者のカリニ肺炎（PCP）を報告。
	8	厚生省	郡司篤晃、厚生省薬務局生物製剤課長に就任（1982年8月～1984年7月）。
	8	MMWR	CDCに特別班を組織、1976年～1981年の間に108例の症例があった。うち男性同性愛者が96名。
	9	MMWR	1982年9月15日までに593例、死亡率41％と報告、AIDSと命名。
	9	HNN	NHFは2万人の血友病患者中エイズ発症者は4名にすぎず、血友病患者は自己の判断で治療方法を変更してはならない、とした。
	12.12	FDA	FDA内の血液製剤諮問委員会は、現段階ではいかなる生物製剤基準の変更も勧告しない、と結論した。
1983	1.4	CDC	アトランタで血液製剤業者を招集。
	1.7	MMWR	エイズの男性のパートナー女性2名のAIDSを報告。
	1.13	PHS	CDC、FDA、NHF、赤十字、AABBを集め対策を協議。スクリーニング強化を決めるが、B型肝炎の検査をすることはメーカーは費用がかかると反対、性的嗜好を聞くことは、同性愛者の差別につながるとして否決。
	1.13	NEJM	レダーマンらがクリオによって治療を受けている者のほうが、濃縮製剤治療群よりT4/T8比が正常者に近いと報告。これらの論文を受けて、デスフォージスは濃縮製剤の自己注射は変更するべきとの意見を述べる。
	1.28	ABRA	ハイリスク者のスクリーニング、ハイリスク者に採漿を自粛することを推奨。
	2	厚生省	濃縮製剤の自己注射を健康保険で認める。

11 厚生労働省「医薬品産業ビジョン2013：創薬環境の国際間競争を勝ち抜くために、次元の違う取組を」、2013年

12 小村陽子、板垣貴志、郡司篤晃、河原和夫「インフォームド・コンセント場面での患者における「納得度」の評価尺度開発に関する研究」、『日本医療・病院管理学会抄録』、2013年

13 櫻井よしこ「HIV 訴訟　ついに厚生省元課長を訴えた」、『文藝春秋』1996年3月特別号、文藝春秋、1996年2月10日

14 塩川優一『私の「日本エイズ史」』日本評論社、2004年

15 立花隆「同時代を撃つ！」、『週刊現代』1996年8月10日号

16 田中成明『裁判をめぐる法と政治』有斐閣、1979年

17 田中浩『新版　国家と個人：市民革命から現代まで』岩波書店、2008年

18 谷田和一郎『立花隆先生、かなりヘンですよ：「教養のない東大生」からの挑戦状』洋泉社、2001年

19 東京HIV訴訟弁護団編『薬害エイズ裁判史』(全5巻)、日本評論社、2002年

20 西尾勝『行政学の基礎概念』東京大学出版会、1990年

21 日本肝臓学会・肝炎診療ガイドライン作成委員会編「C型肝炎治療ガイドライン」第3.3版、2015年3月

22 畑村洋太郎『失敗学のすすめ』講談社文庫、講談社、2005年

23 平山宗宏「ポリオ生ワクチン緊急導入の経緯とその後のポリオ」、『小児感染免疫』19(2)：189-196、2007年

24 弘中惇一郎『無罪請負人：刑事弁護とは何か?』KADOKAWA、2014年

25 松沢哲郎『想像するちから：チンパンジーが教えてくれた人間の心』岩波書店、2011年

26 三間屋純一、田口宏昭、徳永信一、川田龍平、栗岡幹英、白幡聡、郡司篤晃「薬害エイズ問題から見えてくるもの：医療安全の視点からの検証と教訓」、『日本エイズ学会誌』8(2)：67-77、2006年

27 武藤春光・弘中惇一郎編著『安部英医師「薬害エイズ」事件の真実：誤った責任追及の構図』現代人文社、2008年

28 薬害肝炎全国弁護団編『薬害肝炎裁判史』日本評論社、2012年

29 吉倉廣「癌の会」主催退官記念講演「エイズ薬害事件に思う」、『鉄門だより』第532号、1998年3月10日

30 吉倉廣「4　公衆衛生と感染症」、岡田節人他編集委員『岩波講座　科学／技術と人間　6　対象としての人間』岩波書店、1999年

26 Popovic, M., et al., Detection, isolation, and continuous production of cytopathic retroviruses (HTLV-III) from patients with AIDS andpre-AIDS, *Science*, 224(4 May): 497-500, 1984.

27 Ratner, L., Gallo, R. C., et al., Complete nucleotide sequence of the AIDS virus, HTLV-III, *Nature*, 313: 277-284, 1985.

28 Rogers, A., et al., The United Kingdom Expert Patients Programme: results and implications from a national evaluation, *Medical Journal of Australia*, 189(10): 21-24, 2008.

29 Roter, D., The enduring and evolving nature of the patient-physician relationship, *Patient Education and Counselling*, 39(5): 5-15, 2000.

30 Thomas, L., Aspects of biomedical science policy, Occasional Paper, Institute of Medicine, National Academy of Sciences, 1972.

31 Wain-Hobson, S., et al., Nucleotide sequence of the AIDS virus, LAV, *Cell*, 40(1): 9-17, 1985.

32 Weber, M., *Politikals Beruf*, Duncker & Humblot, 1919.（マックス・ウェーバー著、清水幾太郎、清水禮子訳「職業としての政治」、『ウェーバー　政治・社会論集』世界の大思想23、河出書房新社、1965年）

1 今井弘道、阿部信行「“Zivilgesellschaft”の社会哲学・法哲学」、今井弘道編『新・市民社会論』風行社、2001年

2 NHK取材班編、桜井均著『埋もれたエイズ報告』三省堂、1997年

3 門田隆将『死の淵を見た男：吉田昌郎と福島第一原発の五〇〇日』PHP研究所、2012年

4 川本隆史『ロールズ：正義の原理』講談社、1997年

5 栗村敬「ATLウイルスとAIDSの相互関係」、*Immunohaematology*, 7(1)：17-20, 1985年

6 郡司篤晃監修『保健医療計画ハンドブック』第一法規出版、1987年

7 郡司篤晃『医療システム研究ノート』丸善プラネット、1998 年

8 郡司篤晃「私が体験したNHKスペシャルの耐え難い作為」、『正論』1999年11月号

9 郡司篤晃「患者の医療情報探査をどう支援するか」、『病院』71(4)：262-266、2012年

10 公益財団法人総合研究開発機構「薬害等再発防止システムに関する研究」、1999年

13 Gibson, R. and Singh, J. P., *Wall of Silence: The Untold Story of the Medical Mistakes That Kill and Injure Millions of Americans*, Regnery, 2003.（ローズマリー・ギブソン、ジャナルダン・プラサド・シン著、瀬尾隆訳『沈黙の壁：語られることのなかった医療ミスの実像』日本評論社、2005年）

14 Goedert, J. J. and Gallo, R. C., et al., Determinants of retrovirus (HTLV-III) antibody and immunodeficiency conditions in homosexual men, *Lancet*, 324(8405): 711-716, 1984.

15 Graham, J. D. and Wiener, J. B.(ed.), *Risk vs. Risk: Tradeoffs in Protecting Health and the Environment*, Harvard University Press, 1995.（ジョン・D・グラハム、ジョナサン・B・ウィーナー編、菅原努監訳『リスク対リスク：環境と健康のリスクを減らすために』昭和堂、1998年）

16 Hayashida, K., Nagasue, I., Fukuda, T. and Gunji, A., The natural history model of hepatitis C virus infection and the economic evaluation of alpha interferon treatment, *Journal of Epidemiology*, 12(1): 22-32, 2002.

17 Horton, R., Ending the AIDS epidemic, *Lancet*, 348(9941): 388, 2014.

18 Institute of Medicine, *To Err is Human: Building a Safer Health System*, National Academy Press, 2000.

19 Institute of Medicine, Committee to Study HIV Transmission Through Blood and Blood Products, *HIV and the Blood Supply: An Analysis of Crisis Decisionmaking*, National Academy Press, 1995.（米国医学研究所編、清水勝・新美育文監訳『HIVと血液供給：危機における意思決定の分析』日本評論社、1998年）

20 Jones, S. H., Adams, T. E. and Ellis, C.(ed.), *Handbook of Autoethnography*, Left Coast Press, 2013.

21 Lederman, M. M., et al., Impaired cell mediated immunity in patients with classic hemophilia, *New England Journal of Medicine*, 308(2): 89-93, 1983.

22 Le Grand, J., *Motivation, Agency and Public Policy: Of Knights and Knaves, Pawns and Queens*, Oxford University Press, 2003.（ジュリアン・ルグラン著、郡司篤晃監訳『公共政策と人間：社会保障制度の準市場改革』聖学院大学出版会、2008年）

23 Macek, C., Acquired immunodeficiency syndrome cause(s) still elusive, *Journal of the American Medical Association*, 248(12): 1423-1431, 1982.

24 Menitove, J. A., et al., T-lymphocyte subpopulations in patients with classic hemophilia treated with cryoprecipitate and lyophilized concentrates, *New England Journal of Medicine*, 308(2): 83-86, 1983.

25 Montagnier, L., *Des Virus et Des Hommes*, Editions Odile Jacob, 1994.（リュック・モンタニエ著、小野克彦訳『エイズウイルスと人間の未来』紀伊國屋書店、1998 年）

参考文献

1 Attali, J., *Une Brève Histoire de L'Avenir*, Librairie Arthème Fayard, 2006.（ジャック・アタリ著、林昌宏訳『21世紀の歴史：未来の人類から見た世界』作品社、2008年）

2 Barré-Sinoussi, F., Montagnier, L., et al., Isolation of a T-lymphotropic retrovirus from a patient at risk for acquired immune deficiency syndrome (AIDS), *Science*, 220(4599): 868-870, 1983.

3 Burstall, M. L., et al., *Multinational Enterprises, Government and Technology: The Pharmaceutical Industry*, OECD, 1981.

4 Crewdson, J., The Great AIDS Quest, *Chicago Tribune*, 19 November, Section 5, 1-16, 1989.（ジョン・クルードソン著、小野克彦訳『エイズ疑惑：「世紀の大発見」の内幕』紀伊國屋書店、1991年）

5 Donabedian, A., *The Definition of Quality and Approaches to its Assessment*, Health Administration Press, 1980.

6 Drummond, M. F., Stoddart, G. L. and Torrance, G. W., *Methods for the Economic Evaluation of Health Care Programmes*, Oxford University Press, 1987.

7 Dubos, R., *Mirage of Health: Utopias, Progress, and Biological Change*, Harper & Row, 1959.（ルネ・デュボス著、田多井吉之介訳『健康という幻想：医学の生物学的変化』（新装版）、紀伊國屋書店、1964年）

8 Feldman, E. A. and Bayer, R.(ed.), *Blood Feuds: AIDS, Blood and the Politics of Medical Disaster*, Oxford University Press, 1999.（エリック・A・フェルドマン、ロナルド・ベイヤー編著、山田卓生、宮澤節生、杉山真一 日本語版編集、山下篤子訳『血液クライシス：血液供給とHIV問題の国際比較』現代人文社、2003年）

9 Gandhi, M. and Gandhi, R. T., Single-pill combination regimens for treatment of HIV-1 infection, *New England Journal of Medicine*, 371: 248-259, 2014.

10 Garrett, L., *The Coming Plague: Newly Emerging Diseases in a World Out of Balance*, Macmillan,1994.（ローリー・ギャレット著、内山一也監訳、野中浩一、大西正夫訳『カミング・プレイグ：迫り来る病原体の恐怖』（上・下）河出書房新社、2000年）

11 Gelmann, E. P. and Gallo, R. C., et al., Proviral DNA of a retrovirus, human T-cell leukemia virus, in two patients with AIDS, *Science*, 220 (4599): 862-865, 1983.

12 Gerteis, M., et al., *Through the Patient's Eyes: Understanding and Promoting Patient-Centered Care*, Jossey-Bass, 1993.（マーガレット・ガータイス他著、信友浩一監訳『ペイシェンツ・アイズ』日経BP、2001年）

● 郡司篤晃（ぐんじ あつあき）略歴

1937年茨城県水戸市生まれ。1965年東京大学医学部卒、医学博士。1970年より東京女子医科大学日本心臓血圧研究所助手、講師、助教授を経て、1975年より厚生省医務局総務課、課長補佐。その後環境庁、鹿児島県衛生部長、薬務局生物製剤課長、保健医療局健康増進栄養課長を経て、1985年より東京大学医学部保健学科保健管理学教室教授。医療の質の第三者評価システムの開発、医療におけるクリティカル・パスの研究開発など医療管理・政策の研究に従事した。1998年より2014年まで聖学院大学大学院教授。1987年「医療の質に関する研究会」を立ち上げ、2004年から2014年まで理事長を務めた。

著書に、『医療システム研究ノート』（丸善プラネット、1998）、編著に、『パス法――その原理と導入・評価』（へるす出版、2000）、『医療費の地域差の研究』（東洋経済新報社、2001）、『医療と福祉における市場の役割と限界』（聖学院大学出版会、2003）、訳書に、ジュリアン・ルグラン『公共政策と人間――社会保障制度の準市場改革』（聖学院大学出版会、2008）などがある。

安全という幻想――エイズ騒動から学ぶ

2015年7月7日　初版第1刷発行
2015年12月31日　　第2刷発行

著　者　郡司篤晃
発行者　阿久戸光晴
発行所　聖学院大学出版会
〒362-8585 埼玉県上尾市戸崎1番1号
電話：048-725-9801
Fax：048-725-0324
Email：press@seigakuin-univ.ac.jp
HP：http://www.seigpress.jp/

装　幀　芦澤泰偉
編　集　大谷智通
印　刷　株式会社 堀内印刷所

ISBN 978-4-907113-15-5　　C0047

◆聖学院大学研究叢書

聖学院大学研究叢書 9
村松　晋『近代日本精神史の位相 ―― キリスト教をめぐる思索と経験』
A5 判 324 頁　本体 6,800 円＋税　978-4-907113-07-0 C3010　(2014)

聖学院大学研究叢書 8
高橋義文『ニーバーとリベラリズム
―― ラインホールド・ニーバーの神学的視点の探求』
A5 版 438 頁　本体 8,000 円＋税　978-4-907113-06-3 C3010　(2014)

聖学院大学研究叢書 7
標　宮子『とはずがたりの表現と心
―― 「問ふにつらさ」から「問はず語り」へ』
品切　A5 判 568 頁　本体 9,000 円＋税　978-4-915832-72-7 C3095　(2008)

聖学院大学研究叢書 6
H・リチャード・ニーバー 著／柴田史子 訳『アメリカにおける神の国』
A5 判 214 頁　本体 3,000 円＋税　978-4-915832-71-0 C3022　(2008)

聖学院大学研究叢書 5
平　修久『地域に求められる人口減少対策
―― 発生する地域問題と迫られる対応』
品切　A5 判 202 頁　本体 4,800 円＋税　978-4-915832-60-4 C3331　(2005)

聖学院大学研究叢書 4
郡司篤晃 編著『医療と福祉における市場の役割と限界
―― イギリスの経験と日本の課題』
A5 判 199 頁　本体 5,000 円＋税　978-4-915832-56-7 C3033　(2004)

聖学院大学研究叢書 3
金子晴勇『エラスムスとルター ―― 一六世紀宗教改革の二つの道』
A5 判 278 頁　本体 5,800 円＋税　978-4-915832-50-5 C3010　(2002)

聖学院大学研究叢書 2
安酸敏眞『歴史と探求 ―― レッシング・トレルチ・ニーバー』
A5 判 212 頁　本体 5,000 円＋税　978-4-915832-39-0 C3016　(2001)

聖学院大学研究叢書 1
梅津順一『「文明日本」と「市民的主体」 ―― 福沢諭吉・徳富蘇峰・内村鑑三』
A5 判 288 頁　本体 5,800 円＋税　978-4-915832-38-3 C3012　(2001)

■ 聖学院大学出版会の本 ■

◆ A Theology of Japan: Monograph Series

A Theology of Japan: Monograph Series 8
Yoshibumi Takahashi ed.
Reinhold Niebuhr, Christian Realism, and Social Ethics
B5 変 114 頁　本体 2,500 円 + 税　978-4-907113-12-4 C3316　(2014)

A Theology of Japan: Monograph Series 7
Atsuyoshi Fujiwara, Brian Byrd, eds.
The Church Embracing the Sufferers, Moving Forward:
Centurial Vision for Post-disaster Japan:Ecumenical Voices
B5 変 134 頁　本体 2,500 円 + 税　978-4-907113-09-4 C3316　(2014)

A Theology of Japan: Monograph Series 6
Atsuyoshi Fujiwara, Brian Byrd, eds.
Post-disaster Theology from Japan: How Can We Start Again?
Centurial Vision for Post-disaster Japan
B5 変 128 頁　本体 2,500 円 + 税　978-4-907113-00-1 C3316　(2013)

A Theology of Japan: Monograph Series 5
Tomoaki Fukai, Christoph Schwöbel, Alister McGrath, Yoshiaki Matsutani, et al.
Protestantism and Democracy
B5 変 119 頁　本体 2,500 円 + 税　978-4-915832-85-7 C3316　(2009)

A Theology of Japan: Monograph Series 4
Atsuyoshi Fujiwara ed.
"A Theology of Japan" and the Theology of Hideo Ohki
B5 変 110 頁　本体 2,500 円 + 税　978-4-915832-84-0 C3316　(2009)

A Theology of Japan: Monograph Series 3
Yasuo Furuya
History of Japan and Christianity
B5 変 179 頁　本体 2,500 円 + 税　978-4-915832-68-0 C3316　(2006)

A Theology of Japan: Monograph Series 2
Atsuyoshi Fujiwara ed.
Church and State in Japan Since World War II
B5 変 164 頁　本体 2,500 円 + 税　978-4-915832-65-9 C3316　(2006)

A Theology of Japan: Monograph Series 1
Hideo Ohki, Atsuyoshi Fujiwara, David Oki Ahearn, Tomoaki Fukai, Nag, Woon-Hae
A theology of Japan: Origins and Task in the Age of Globalization
B5 変 121 頁　本体 1,200 円 + 税　978-4-915832-59-8 C3316　(2005)